中医皮肤病诊疗新视角

主编◎宋坪　李宁

中国健康传媒集团

中国医药科技出版社

U0746407

内 容 提 要

本书从新学说、新治法、新技术 3 个视角展开，系统阐释玄府、脏腑风湿、态靶辨证及扶正祛邪学说的内涵及皮肤科应用，并选择临床典型皮肤病验案进行说明；介绍中药、刺灸、推拿等传统中医外治法，现代辅助治疗手段，以及给药途径和中药剂型的变化；整理纳米技术经皮治疗银屑病及植物药电纺纳米纤维促进皮肤伤口愈合两方面内容，总结了纳米技术在皮肤病领域中的发展与应用。全书内容丰富，具有一定的临床实用价值，适合皮肤科临床、科研工作者及中医爱好者阅读参考。

图书在版编目（CIP）数据

中医皮肤病诊疗新视角 / 宋坪，李宁主编 . -- 北京：中国医药科技出版社，2025. 5. -- ISBN 978-7-5214-4861-0

Ⅰ . R275.9

中国国家版本馆 CIP 数据核字第 2024HW6763 号

美术编辑　陈君杞
版式设计　也　在

出版　**中国健康传媒集团** | 中国医药科技出版社
地址　北京市海淀区文慧园北路甲 22 号
邮编　100082
电话　发行：010-62227427　邮购：010-62236938
网址　www.cmstp.com
规格　710 × 1000mm $\frac{1}{16}$
印张　11
字数　209 千字
版次　2025 年 5 月第 1 版
印次　2025 年 5 月第 1 次印刷
印刷　北京侨友印刷有限公司
经销　全国各地新华书店
书号　ISBN 978-7-5214-4861-0
定价　45.00 元

获取新书信息、投稿、为图书纠错，请扫码联系我们。

编 委 会

主　编　宋　坪　李　宁

副主编　许若丹　宁博彪

编　委（按姓氏笔画排序）

王若伊　王鹏雨　曲圣元　孙　钰

李　娜　张晓彤　金秋白　赵月纯

洪世豪　郭世婕　曹　璨

前　言

中医外科学源于先秦，历经发展，成熟于明清，源远流长、博大精深。近代以来，皮肤病学才逐渐从其中分离。在朱仁康、赵炳南等老一辈近代皮肤病学专家的努力下，中医皮肤病学理论不断完善、实践不断深入、治法不断丰富、疗效不断提高，形成了从基础研究到临床实践一整套较为成熟的诊疗体系。余常与先贤、同仁漫话于此，深醉其中。

如今，社会环境及自然环境相较 20 世纪，已经有了巨大变化。皮肤是机体与客观环境接触之所，自然环境的变化必然会带来与之相适应的皮肤改变；社会环境的变化通过衣食住行等影响人的机体功能，在"有诸内，必形于外"的整体观下，必然也会给皮肤的微环境带来影响。因此，随着时间的准移逐渐涌现出了一批病机更复杂、治疗更棘手的皮肤疾病。现有的体系在理论、治法以及新兴技术的应用等方面，仍有诸多亟需完善之处。

面对新的形势，现代中医名家如王永炎院士、仝小林院士等纷纷展开更加深入的研究。例如，针对难以显效、病程长久的斑块状银屑病，从玄府郁闭、热毒蕴结着眼，以开玄解毒为基本治法，获得了良好的疗效。再如，面对传统中医"刻强轴弱""个强群弱""态强靶弱"的特点，仝小林院士提出了"态靶辨证"的理论，将调态与打靶结合，应用于特应性皮炎、银屑病等多种疾病的治疗，亦有喜人的疗效。此外，外治法是中医皮肤病学的一大特色，现代医家在皮损辨证的指导下，不仅进一步扩大了原有治法的应用范围，而且在给药途径、中药剂型等方面有着诸多创新。与此同时，随着纳米技术的发展，各种纳米制剂较传统的外治手段，在提高药物生物利用度和渗透量，提升局部药物浓度和靶向性等方面优势显著，为解决传统中药外用制剂稳定性、溶解性、利用率和毒性等方面的问题提供了新的解决路径。特别是，随着关于植物电纺纳米纤维研究的不断深入，对将其用作药用敷料的研究也在逐渐增多，因其具有保留植物药生物活性、无副作用或副作用较小且对环境友好等特点，为治疗皮肤病和促进伤口愈合等提供了更多可能性。目前，诸多技术已在中医皮肤科得到应用，也为新形势下进一步提高临床疗效提供了可靠的抓手。

本书以新学说、新治法、新技术为视角。首先，系统地阐释了玄府、脏腑风湿、态靶辨证以及扶正祛邪 4 个新应用于皮肤科的学说体系，并结合典型临床验案来指导、说明其具体的应用，其中涉及 7 种难治性疾病，如银屑病、雷诺病、青斑样血管炎等。其次，以皮损辨证为指导，介绍了中药、刺灸、推拿等传统外治疗法的新应用，以及微针、离子导入、超声导入、外用贴剂等新给药途径与多种中药剂型的外治应用。最后，以新的纳米技术经皮给药与植物药静电纺丝技术为代表，阐释了在新技术的加持下中医药外治法的发展。

本书在多方专家的重视与支持下终得完稿，其中中国中医科学院中医基础理论研究所生物医药工程技术中心李宁研究员、许若丹副研究员及其团队参与并完成了本书第三章的内容。对于各位专家、同仁的帮助，谨此表示衷心的感谢。希冀本书能为皮肤科医生、科研人员在进一步丰富皮肤科疾病的诊疗经验及科研思路等方面带来帮助。

由于编者的经验及学术水平有限，书中不足及错讹之处在所难免，恳请专家、读者及同仁批评指正。

宋　坪
2024 年 5 月

目　录

第一章　新学说

第一章

新学说

玄府学说
脏腑风湿学说
态靶辨证学说
扶正祛邪学说

第一节　玄府学说

一、玄府的古今释义

（一）玄府的释义源流

1. 本意为汗孔

"玄"，《说文解字》中写道："玄，幽远也。黑而有赤色者为玄。""府"，《玉篇·广部》曰："府，聚也。""玄府"一词，首见于《黄帝内经》，本指汗孔而言。如《素问·水热穴论篇》谓："所谓玄府者，汗空也。"《素问·六元正纪大论篇》中又有"汗濡玄府"一说。关于玄府的命名，张景岳在《类经·肾主水水俞五十七穴》中注释："汗属水，水色玄，汗之所居，故曰玄府，从孔而出，故曰汗空，然汗由气化，出乎玄微，是亦玄府之义。"解释了汗水色玄，出乎玄微，是玄府名称的由来。

玄府有"气门""鬼门"等名。如《素问·生气通天论篇》曰："日西而阳气已虚，气门乃闭。"《素问灵枢类纂约注·病机》注释："气门，谓玄府，即汗孔。"《医经原旨》曰："气门，玄府也，所以通行营卫之气，故曰'气门'。"《素问·玉版论要篇》曰："平治于权衡……开鬼门，洁净府。"《素问玄机原病式·六气为病》指出："然皮肤之汗孔者，谓泄气液之孔窍也，一名气门，谓泄气之门也。一名腠理者，谓气液出行之腠道纹理也；一名鬼神门者，谓幽冥之门也；一名玄府者，谓玄微府也。"

2. 衍化至"无物不有"

金代医家刘完素在玄府本意的基础上，借助汗孔通行气液的功能，对玄府概念加以发挥，提出玄府"无物不有"。《素问玄机原病式·六气为病》谓："然皮肤之汗孔者，谓泄气液之孔窍也……一名玄府者，谓玄微府也。然玄府者，无物不有，人之脏腑、皮毛、肌肉、筋膜、骨髓、爪牙，至于世之万物，尽皆有之，乃气出入升降之道路门户也。"同时明确玄府功能，为"气液出行之腠道纹理"；提出人体生理功能有赖于玄府通利，"人之眼、耳、鼻、舌、身、意、神识，能为用者，皆由升降出入之通利也，有所闭塞者，不能为用也"；指出玄府的病理变化为"热气怫郁，玄府闭密，而致气液、血脉、荣卫、精神不能升降出入"；描述玄府闭密的临床表现，如"目无所见，耳无所闻，鼻不闻臭，舌不知味，筋痿骨痹，齿腐，毛发堕落，皮肤不仁，肠不能渗泄"；在治疗上，提出"宜以辛热治风之药，开冲结滞，荣卫宣通而愈""以消风热、开结滞之类寒药佐之，可以制其药之热也"。在专科疾病上，刘完素以玄府理论为指导，提出耳科玄府论、目科玄府论，为后世医家发展专科理论奠定基础。

3."细络即玄府"的提出

在刘完素之后，玄府学说并未得到进一步发展，后世医家虽有所发挥，但也仅散见关于眼科、耳科等少数学科的记载，尚未形成系统理论。直至清代，周学海明确提出"细络即玄府"的论断。《形色外诊简摩·舌质舌苔辨》云："刘河间极论玄府之功用，谓眼耳鼻舌身意，皆借玄府以成其功用者也。上言舌体隐蓝，为浊血满布于细络，细络即玄府也。所谓浊血满布，是血液之流通于舌之玄府者，皆夹有污浊之气也。或寒气凝结，或痰涎阻滞于胃与包络之脉中，致血液之上潮者不能合乎常度，即污浊之气生矣。"为后世"细络玄府论"奠定了基础。

（二）玄府与腠理、脉络的关系

玄府、腠理、络脉三者虽然内涵不同，有形之物不同，功用不同，却息息相关。玄府开阖有度，腠理畅达，络脉充盈满溢、出入自由，则皮肤润泽、纹理清晰，否则易变生他病。

1.玄府与腠理的关系

玄府与腠理的概念相互混淆。在众多中医典籍中，有些将玄府与腠理等同，如《黄帝内经太素·温暑病》所录："所谓玄府者，汗空。……汗之空名玄府者，谓腠理也。"然而张仲景在《金匮要略·脏腑经络先后病脉证》中对腠理做出了明确解释："腠者，是三焦通会元真之处，为血气所注；理者，是皮肤脏腑之文理也。"可见玄府与腠理不能混为一谈。有学者对于腠理相关古今文献进行了汇总及整理，提出腠理是津液流行和气机运行之腔道，其载体是五体和脏腑间（非脏腑内）的结缔组织，其中广布络脉，而为血液所灌注，其所主乃三焦。

以皮肤而论，有形之腠理当为皮肤的纹理，即皮沟及皮嵴。皮嵴部位有许多凹陷的小孔，称为汗孔，是汗液排出的部位。皮沟是由于皮肤组织中纤维束的排列和牵引而形成的，深浅不一，于颜面、掌跖、阴囊及关节处较深。皮沟将皮面划分成许多三角形、菱形或多角形的皮嵴（皮野）。皮沟、皮嵴在手指及足趾端呈涡纹状，形成指（趾）纹。

西医解剖学对皮沟、皮嵴形态有着清晰的认识，却不承认其功能性。中医学认为，腠理是"皮肤、脏腑之纹理也"，不仅存在于皮肤表面，亦存在于一切脏腑表面，是各脏腑的沟纹。腠理不仅有形，还有其用。《素问识·生气通天论篇》云："凑理……盖会聚元真之处。"并且腠理广布络脉，灌注血气。故其功用与络脉充盈满溢、出入自由密切相关。

2. 玄府与络脉的关系

清代医家周学海提出"细络即玄府",《形色外诊简摩·舌质舌苔辨》云:"刘河间极论玄府之功用,谓眼耳鼻舌身意,皆借玄府以成其功用者也。上言舌体隐蓝,为浊血满布于细络,细络即玄府也。所谓浊血满布,是血液之流通于舌之玄府者,皆夹有污浊之气也。或寒气凝结,或痰郁阻滞于胃与包络之脉中,致血液之上潮者不能合乎常度,而污浊之气生矣。"后世亦有玄府的微循环说。同时,作为中医学的重要研究领域,络病学说于近 20 年也得到长足发展。

王永炎院士提出气络、病络之新说应用于临床各科,并关于毒损脑络、疫毒浸淫肺络进行探讨。以络病学说为指导进行辨证治疗,提高了临床疗效,丰富了络病的证治内容。他认为,络脉是营卫气血津液输布贯通的枢纽,犹如网络,交错纵横,遍布全身,内络脏腑,外联皮毛,具有贯通上下表里、环流气血津液、渗灌脏腑器官等生理功能。络脉有气络、血络之分,血络在中,气络在外,气络与血络相伴而行,共同成为气血运行的载体。络脉的生理状态当是充盈满溢、出入自由的。因此,若邪气侵入络脉,则出现气滞、血瘀或津凝等病理变化。若感邪日久则虚气留滞、血瘀津凝等病理变化常常相互影响,积久蕴毒,毒损络脉,败坏形体,导致结构改变,出现缠络、结络等病络之象。病络生则络病成。治疗络病,关键在于通阳,阳气畅达则络脉充盈满溢。畅达阳气的方法很多,常见的有宣透化痰、活血理气等。临床应用时当根据患者情况,辨证治疗。

玄府具有通行气液的功能,而这一功能的实现亦与络脉畅达密不可分。若肺之玄府闭郁,气液流通不畅,络脉瘀遏不通,可形成大量血性胸水。若络脉瘀遏改善则病势向顺;若络瘀耗损阳气则险象横生,预后不良。此时畅达阳气、化湿利水至关重要,不仅使玄府得开、气液得化,亦使瘀络得通。

(三)玄府的现代科学诠释

玄府本意为汗孔,其在皮肤上的定位亦应当是汗孔。因此,可把有形之玄府称为"汗孔玄府"。

汗孔分布在皮嵴之上,一般每毫米有 3~5 个汗孔,特殊的也可有 10 个以上。皮嵴上汗孔的排列形式和位置有差别,有的在乳突线边缘,有的在中间,有的两者都有,呈混合排列,每个汗孔的形态也不同,一般分为圆形、三角形、椭圆形、星状形等。

人体的汗腺多达 500 万个,一般每平方厘米 140~340 个。外泌汗腺分布全身,以掌跖、额部、背部、腋窝等处最多,而唇红部、包皮内侧及龟头部没有分布。

汗孔连接的外泌汗腺是局部分泌腺，能合成和分泌汗液。在正常室温下，只有少数汗腺处于分泌活动状态，且人无出汗的感觉，不易为人所察觉，称为不显性出汗；当环境温度高于30℃或人体受到精神刺激时，可使汗腺活动增加，排汗增多，人有明显的出汗感觉，称为显性出汗。汗液呈酸性（pH4.5~5.5），无色、无味、低渗，主要成分是水及少量溶质，如钠、钾、氯化物、尿素等。排汗可调节体温，有助于机体代谢产物的排泄，并与皮脂混合成皮脂膜，有保护和润泽皮肤的作用。汗液使皮肤表面呈酸性，可抑制某些细菌生长。

然而玄府的定位不仅仅是汗孔。刘完素提出，玄府"无物不有"且为"气出入升降之道路门户"。因此，作为"玄微府"的玄府，不仅包括汗孔，还当包括皮肤细胞之间、皮肤细胞与血管内皮细胞之间及各种细胞间相互作用的通路，可称之为"气液玄府"。在气液玄府中充满着细胞间质及细胞因子，起到传递细胞信息、稳定细胞功能的作用。当气液玄府开阖适度，细胞相互作用达到动态平衡时，则皮肤健康；当气液玄府开阖失司，气液留滞，细胞间肿胀，细胞因子网络失去平衡时，则出现各种皮肤疾患。

随着科技的发展，寻找玄府的本质及科学内涵，以玄府理论指导临床实践，成为中医、中西医结合的新思路。王永炎院士提出了"玄病"概念，指出五脏六腑皆有玄府，玄府是物质功能、信息与能量的集合，为气机升降出入的门户，为津液运行的微观道路，为神机运转的通路。在形态结构上，不同医学学派提出了离子通道说、微循环说、细胞间隙说、水通道蛋白说等多种假说。

1. 离子通道说

有学者认为，玄府可能属于中医学经络系统中细小的孙络进一步分化而形成的一种细络系统，是迄今为止中医学有关人体结构层次中最为细小的单位。其所具有的普遍性及结构形态的微观性，以及参与物质交换、信息交流等功能，均与西医学中的细胞膜，尤其是细胞膜上的离子通道，有许多共性内涵。

2. 微循环说

清代医家周学海明确指出"细络即玄府也"，并描述"所谓浊血满布，是血液之流通于舌之玄府者，皆夹有污浊之气也"。据此，有学者提倡"玄府微循环"说，指出玄府具有分布广泛、结构微细、贵开忌合三个特性，并认为开通玄府的药物能调节微循环，改善视神经的血液供应及营养状况，与补益药配伍能产生较明显的增效作用。

3. 细胞间隙说

常富业与王永炎院士提出玄府－细胞间隙说。该假说指出，在结构上，玄府概念来源于"汗孔"，具有"孔门""腔隙"属性，与细胞膜上的"小孔"——通道、载体等具有相似性；在功能上，玄府是"精神、荣卫、血气、津液出入流行之纹理"，通过流通气液来实现各组织器官的正常生理代谢及彼此间联系，而细胞间隙中流通的细胞外液所介导的信息传递和代谢支持作用与玄府功能相似，玄府的神机运转功能与细胞间隙的神经信息传递也十分一致。玄府－细胞间隙说，有助于中医学从微观的角度认识脏腑，与西医学从相对宏观的角度来认识细胞的过程，是相辅相成的。

常富业在细胞间隙说的基础上进一步提出，玄府流通气液障碍则引起病理反应，即隐性水肿说。玄府的重要生理功能是流通津液，若玄府开阖通利过度，所谓开之有余，通利无度，必然导致血中津液外渗增多，增多之"津液"无以正常运行，积而为害，则酿生水邪或水浊。日久伤津耗气，气耗津少而使玄府由开阖通利过度转变为玄府闭郁。玄府闭郁，玄府内血水积浊被裹，压迫周围组织，影响气液流通，从而使病变范围呈扩大蔓延之势，形成水淫玄府之态，导致"隐性水肿"。隐性水肿说，使学者从微观的角度，在更深的层面上认识玄府病变。对于临床而言，很多疾病的急性期，均为水淫脏腑内的玄府而引起的隐性水肿，如急性脑血管病多在急性期出现脑水肿等。

4. 水通道蛋白说

有学者认为，一方面水通道蛋白广泛存在于生物组织的内皮细胞与表皮细胞上，与玄府"无物不有"具有相似的普遍存在性；另一方面"玄府者，谓玄微府也"，是中医学描述的人体组织器官中至微至小的结构，而水通道蛋白亦属于小分子蛋白，是分子水平层次上的微观结构，二者均具有结构的微观性。此外，津液凭借玄府这一微小通道，或输布全身，或排出体外，以维持机体平衡状态，水通道蛋白则是细胞膜上转运水的特异性通道蛋白，参与水的分泌、吸收，维持细胞内外的水平衡，二者在功能上均具有流通水液的作用。

二、玄府的生理功能

刘完素将玄府的生理功能归纳为"气液宣通"，是"精神、荣卫、血气、津液出入流行之纹理"。正如《素问·六微旨大论篇》谓："出入废则神机化灭，升降息则气立孤危。非出入则无以生长壮老已，非升降则无以生长化收藏，是以升降出入，无器不有。故器者，生化之宇，器散则分之，生化息矣。"王永炎院士及常富业将玄府理论进行系统整理，认为玄府不但是气机升降出入之门户，精血津液输布流通之道路，而且是神机运行通达的结构基础。由此可见，玄府不仅具有物质交换的特征，而且还具有信息交流的特性，具体论述如下。

1. 玄府为气升降出入之门户

刘完素在总结了肉眼可及的汗孔是发泄气、汗的孔窍之后，推测机体内各处一定有类似汗孔的一种结构，以支持气的发泄和气机的流通。因此，提出了沿用玄府之旧名称，赋予其崭新的内涵——广义玄府论，认为正是遍布机体的玄府，为气的运动提供了一个最基本的运动平台或运行通道。气运行于玄府之中，凭借玄府升降出入，形成了生生不息的气机流，实现生命系统的各种功能活动。《读医随笔·升降出入论》中云："升降出入，无器不有……凡窍横者，皆有出入去来之气；窍竖者，皆有阴阳升降之气往复于中。"

2. 玄府为流通气液之道路

三焦决渎，为水液运行之宏观主干道；腠理输布津液，为津液运行的道路；玄府流通气液，为水液运行的微观结构。三者相辅相成，常氏形象地将其比喻为江河、溪流和腔隙。正是由于玄府分布密集而广泛，才为津液渗灌于脏腑内部提供了可能。五脏通过玄府的气行津运，构建和维持生理功能，实现津液的代谢、输布。津液在玄府中伴随气的升降而布散的过程，本身就是津液右散的重要途径。在脏腑内的玄府之中，气机推动津液的运行，气津和匀则脏腑的阴阳和平、体用如一、功能正常，从而使脏腑在水液代谢、津液运行输布过程中发挥相应的作用。《医学指要·脏腑总论》谓："膀胱者，上应肺金，下应三焦，外应腠理毫毛者也。……有下口而无上口，其渗入之窍与周身之毛窍同开闭。"气津关系密切，气能生津、行津、摄津，"水可化气""津可载气"。玄府之窍隙，流通气津，津液因气而运，气因津运而载。气和津液的这种密切关系，正是借玄府来实现的。

3. 玄府为神机运转之结构基础

神机的产生以气、血、津液作为物质基础。神机必须借助于气、血、津液的运行，方能表现出来。气机的运动、血的运行和津液的流通，使机体能够正常维持生命活动。如此，相应的机体或形体便有了神。玄府作为气液沉通的基本道路，伴随着气机的运动、津液的流通和血气的渗灌，从而使生命之神机充分展现。正是玄府内气液的升降出入和血气的不断渗灌，才使神机息息运转，维持、协调和控制着机体的生命活动。因而《素问·六微旨大论篇》云："出入废，则神机化灭，升降息，则气立孤危。故非出入，则无以生长壮老已；非升降，则无以生长化收藏。是以升降出入，无器不有。"在运转神机的过程中，脑之玄府的作用不容忽视。因"脑为元神之府"，人神之所居，凡十二经脉三百六十五络之气血皆汇集于头。故脑内玄府甚丰，气液流通最旺，血气渗灌最多。在不息的气液流通、血气渗灌过程中，脑之神机不断地升降出入，上下纵横，多维传递，激发意识、思维、感情，传达感觉及动作指令，构成了丰富多彩的"神机化"。

三、玄府闭郁的病因病机

1. 气血津液循行阻塞，神无所用

刘完素认为，玄府闭密则气血不能宣通，神无所用而不遂其机。"人之眼、耳、鼻、舌、身、意、神识，能为用者，皆由升降出入之通利也，有所闭塞者，不能为用也。若目无所见，耳无所闻，鼻不闻臭，舌不知味，筋痿骨痹，齿腐，毛发堕落，皮肤不仁，肠不能渗泄者，悉由热气怫郁，玄府闭密，而致气液、血脉、荣卫、精神不能升降出入故也，各随郁结微甚，而察病之轻重也。"因此，玄府闭密，气液不能流通，神气不能通利，则阴阳失衡，可出现气失宣通、津液不布、血行瘀阻、神无所用等病理变化，从而导致多种病证，甚者阴阳离决，精气乃绝。

2. 与水浊壅滞互为因果，病机复杂

有学者在"玄府闭密"的基础上，探讨了"玄府开阖通利过度"的病理状态。认为开之有余，通利无度，必然导致血中津液外渗增多，无以正常运行，积而为害，酿生水邪或水浊，形成水淫玄府、瘀滞玄府的状态。同时因水浊瘀滞，使玄府的开阖通利失调由太过状态转变为不及或失用状态，即玄府闭郁，造成气的升降出入障碍，津液渗灌不能，津血互化丧失，玄府内的津液失于血中津液的补充而减少，血脉失于玄府内津液的内渗滋润而枯涩，导致瘀血。最终形成了以水浊壅滞为主体的复杂病机，产生复杂的临床病证。

3. 玄府失于濡养，脏腑功能减退

玄府病变有实亦有虚。明代医家楼英在《医学纲目》中明确指出"目主气血盛则玄府得利，出入升降而明，血虚则玄府无以出入升降而昏"，并提出"用参、芪、四物等剂，助气血运行而明"的治疗方法。玄府在生理状态下应开合有度，其功能的维持和发挥有赖于气的推动和激发，以及津血的濡养和滋润。若因禀赋不足，或后天失养、久病消耗、失血脱液等原因，以致气血津液亏虚，玄府失于营养，无以出入升降，势必影响气血正常运行，不仅导致脏腑、经络功能减退，甚则会产生痰饮、瘀血等病理产物，加剧病情，形成愈虚愈郁、愈郁愈虚的恶性循环。

总之，玄府的主要生理功能是流通气液，"气液昧之"是疾病发生的基本病机。气液不通，气滞则津液不行，津停必化为水，因而水郁玄府，造成玄府开阖通利不能，必然引起神机运转失常，导致种种病证的发生。

四、玄府闭郁的临床征象

玄府本意为汗孔，汗孔位于皮肤上，是发泄气汗的孔窍。风寒邪气闭郁肌表，腠理不通，阳气不得外达，怫郁化热，则出现外寒里热之无汗、恶寒、遇寒加重、咽痛、燥热等症状，皮损干燥无汗、颜色暗红、触之灼热。

玄府为气机升降出入的门户，如刘完素云："然皮肤之汗孔者，谓泄气液之孔窍也；一名气门，谓泄气之门也。"《读医随笔·升降出入论》描述："鼻息一呼，而周身八万四千毛孔，皆为之一张；一吸，而周身八万四千毛孔，皆为之一翕。出入如此，升降亦然，无一瞬或停者也。"玄府闭郁不通，气机运行受阻，升降出入失常，则头昏困重；气机阻滞中焦，运化失常，湿热内蕴，则纳呆、腹胀、便黏；气运不畅，郁而化火，则性急易怒；热扰心神，则烦躁、心悸不安、失眠。

玄府为流通气液的道路，《读医随笔·气血精神论》云："腠理发泄，汗出溱溱，是谓津。"玄府闭郁，气不化津，故口干；加之津液停滞，聚而成水，则皮损表面干燥，内里肿胀水停。

玄府不通，气津停滞，缠结络脉，络脉闭阻不通，血液运行受阻，则皮疹颜色暗红、肥厚浸润。

五、玄府闭郁的临床治疗方略

治疗玄府闭郁，法当开通玄府。刘完素认为"所谓结者，怫郁而气液不能宣通也"，故用药当以辛散结。"盖辛热之药能开发肠胃郁结，使气液宣通，流湿润燥，气和而已"，指出了以辛热药物开通玄府的治疗法则。常用磁石、干蝎、生姜、附子、醇酒、麻黄（汤）、桂枝（汤）、乌头或硫黄、钟乳、木香、桂心等辛温燥热之品。

（1）以辛开郁：刘完素明确提出"以辛散结""令郁结开通，气液宣行"。《素问·脏气法时论篇》中有"肾苦燥，急食辛以润之，开腠理，致津液，通气也"的论述，《珍珠囊》中也提到"辛主散……辛能散结润燥，致津液，通气"。现代药理学研究表明，辛味药的发散解表作用可体现在解热、抗菌、抗病毒方面，行气作用对消化道功能有双向调节意义，而其中的活血成分可增强脑及肢体血流量、降低外周血管阻力，其开窍作用能够兴奋或抑制中枢神经系统。

（2）以热通郁：刘完素云："因热服之，因热而玄府郁结宣通，而怫热无由再作，病势虽甚，而不得顿愈者，亦获小效，而无加害尔！此方散结，无问上下中外，但有益而无损矣。"故以热药开通玄府郁结，而对于玄府闭郁导致的郁热，刘完素亦提出"佐以黄芩、石膏、知母、柴胡、地黄、芍药、栀子、茵陈、葱白、豆豉之类寒药消息用之"。

（3）辛、苦、寒共用：刘完素主张辛、苦、寒合用，"盖辛热能发散开通郁结，苦能燥湿，寒能胜热，使气宣平而已""若以辛苦寒药，按法治之，使微者、甚者皆得郁结开通，湿去燥除，热散气和而愈，无不中其病而免加其害"。刘完素提出了寒凉药亦可发汗解表、开郁散结的观点，"一切怫热郁结者，不必止以辛甘热药能开发也，如石膏、滑石……之类寒药，皆能开发郁结，以其本热，故得寒则散也"。

六、玄府学说的皮科应用

（一）银屑病

银屑病皮损主要表现为红色斑片，搔起白屑，状如松皮，形如疹疥。古籍记载本病与风、湿、热、燥、毒等有关，如《医宗金鉴》指出"由风邪客于皮肤，血燥不能荣养所致"。近年来，中医学对本病论述颇多，以赵炳南、朱仁康、张作舟、张志礼、庄国康等为首的现代中医名家均从血热、血燥、血瘀论治，其相应的治疗方法是清热凉血、养血润燥、活血化瘀。此三型分治法在临床获得了较好的疗效，尤其是对于进行期皮疹，中医辨证多为血热，采用清热凉血之法，佐以活血润燥治疗，显效率可达到70%~80%。然而对于病程长久的斑块状皮疹，仍需探寻新的治疗方法，以期获得更好的临床疗效。

1. 玄府郁闭的根本病机

朱仁康教授强调银屑病的毒热源自"怫郁"，是由"内不能疏泄，外不得透发"所致。这种"怫郁"，或可用玄府闭郁解释。玄府闭郁，气液不通，留滞肤腠，缠结络脉，循环受阻，则局部肿胀，炎症因子聚集，血管迂曲扩张。由此认为，朱仁康教授所强调的热为郁热，燥为热伤，瘀为络脉缠结，其根本病机在于玄府郁闭。

银屑病发病初期，部分患者出现发热、恶寒、鼻塞、咽痛等上呼吸道感染症状，此为外感风邪所致。风邪外袭，玄府开阖失司，阳气闭郁于内，蕴而化热成毒，燔灼气血，发于肤腠，则见焮赤丘疹、刮之出血；玄府郁闭，汗孔不利，则皮损处干燥无汗。《素问·调经论篇》云："上焦不通利，则皮肤致密，腠理闭塞，玄府不通，卫气不得泄越，故外热。"

络脉为人身最细小之脉络，能够联络脏腑与肌肤，为人体气血津液输布的桥梁。清代医家周学海在《形色外诊简摩·舌质舌苔辨》中明确指出"细络即玄府也"。后世亦提出玄府与孙络、微循环，甚至细胞膜有类似之处。银屑病的临床表现以红色斑片为主，正所谓"络脉盛色变"，其病理表现为真皮乳头新生血管形成，微小血管迂曲扩张，血流缓慢瘀滞，具有典型的络病之征。银屑病患者玄府闭郁，气液流通不畅，肌肤失养，故皮损表面见层层鳞屑；瘀滞之气液缠结络脉，循环受阻，则络脉闭阻，皮损肥厚浸润。若情志抑郁，气机不畅，或过食酒醴肥甘，痰湿内蕴，阻塞络脉，则更加重细络玄府郁滞之象。现代研究认为，银屑病是以 T 淋巴细胞、角质形成细胞和血管内皮细胞病变为主体的与免疫因素相关的疾病。正常情况下，上述细胞通过复杂的细胞因子网络相互作用，如果这一网络失衡，则会导致细胞过度增殖，出现功能异常，继而导致银屑病损害。而细胞间的物质交换及信息交流是通过玄府来实现的，此即上文所述"玄府是神机运转的通路，是物质、信息与能量交换的场所"。

通过高频超声检测斑块状银屑病的皮损厚度，可以发现银屑病皮损不仅表皮浸润增厚，真皮亦出现明显增厚，与周围未累及的皮肤相比，有显著性差异。神经性皮炎同样具有浸润肥厚的临床特点，却并未出现真皮增厚现象。分析真皮增厚的原因，可能与银屑病真皮浅层血管扩张，炎性细胞浸润，真皮层水肿，结构疏松有关。这一现象若用玄府闭郁病机则很易理解：玄府闭郁，气液不通，留滞真皮，产生水肿。

大多银屑病患者发病有明显的季节性，常于冬季复发或加重。《灵枢·五癃津液别》云："天寒则腠理闭。"冬季寒邪束表，腠理致密，玄府郁闭，阴津难以外布，则肌肤无以润泽，无汗肤燥；而夏季腠理开，玄府通利，《素问·举痛论篇》云："炅则腠理开，荣卫通，汗大泄。"故皮损往往在夏季减轻或自愈。现代研究将银屑病病情的季节变化归因于日光中紫外线的作用，同样可以用中医学玄府理论解释。中医学理论认为日光属阳属热，《素问·生气通天论篇》云："阳气者若天与日。"阳热之光温煦肌肤，则玄府开通，腠理开泄，疾病向愈。

2. 玄府郁闭，热毒蕴结的核心病机

以玄府理论为切入点，银屑病的发病是由于风邪闭郁玄府，气津运行不畅，怫郁化热成毒，聚而缠结络脉，热毒气津瘀滞，败坏形体，发为红斑鳞屑。因此，"玄府郁闭，热毒蕴结"是银屑病的核心病机。

玄府郁闭，汗孔不利，则皮损处干燥无汗。日久热毒气津瘀滞，缠结络脉，耗伤阳气，则玄府郁闭之象更显，皮疹迁延不愈。冬季天寒，玄府闭密，则病情加重；夏季温暖，玄府开张，热随汗泄，则病情缓解。若情绪不畅，气机郁滞，毒热不散，脉道不利，则皮损加重；若长期治疗过用寒凉，虽然暂时清解毒热，却更伤阳气，气不化津，玄府失司，易于感受外邪，加重皮损。

此外，若将中西医学的观点相比较，可以发现中医学对于银屑病核心病机"玄府郁闭，热毒蕴结"的认识和西医学理论亦有相似之处。中医学认为，风为百病之长，各种致病因素均夹风邪侵入人体，即西医学始动抗原的产生；风邪闭郁玄府，怫郁化热成毒，即西医学始动抗原活化效应细胞，释放细胞因子瀑布；毒热蕴积缠结络脉，即西医学微血管形成，血液流动变缓；热毒气津瘀滞，即西医学角质形成细胞过度增殖。

3. 开通玄府，通络解毒的治疗方法

针对银屑病的核心病机，对应的治法当为开通玄府、通络解毒。

（1）内治：王永炎院士认为，以附子、麻黄、桂枝等辛热药物开通玄府，效宏力专，但毕竟品性燥烈，若单独使用，其药物之热必定与银屑病内蕴之热相合，两阳相合，燔灼气血津液，则皮疹泛发扩大，病情加重；若单纯以寒凉清解，又恐玄府更闭，治有两难。刘完素云："若以辛苦寒药，按法治之，使微者甚者皆得郁结开通，湿去燥除，热散气和而愈，无不中其病而免加其害。"因此，总结赵炳南、朱仁康、金起凤等著名中医皮外科专家治疗银屑病的经验，在传统清热解毒、活血通络法治疗斑块状银屑病的基础上，加用开通玄府、疏通经络之品，使玄府开通，内热清解，经络畅达。

拟开通玄府方治疗慢性斑块状银屑病。其开通玄府以桂枝去芍药加麻黄细辛附子汤为基础。针对银屑病之内郁热毒，以活血解毒常用方药与桂枝去芍药加麻黄细辛附子汤合用，清热活血解毒，并佐制温通药物之燥烈性质。

桂枝去芍药加麻黄细辛附子汤出自《金匮要略·水气病脉证并治》，原文曰："心下坚，大如盘，边如旋杯，水饮所作，桂枝去芍药加麻黄细辛附子汤主之。"该条目是为治疗气分病所设，乍看与本病并无关联，然而通过分析气分病表现，即"寸口脉迟而涩，迟则为寒，涩为血不足。趺阳脉微而迟，微则为气，迟则为寒。寒气不足，则手足逆冷；手足逆冷，则荣卫不利；荣卫不利，则腹满胁鸣相逐；气转膀胱，荣卫俱劳，阳气不通即身冷，阴气不通则骨疼；阳前通则恶寒，阴前通则痹不仁……实则失气，虚则遗溺"，可以看出张仲景所言气分病以寒凝血涩，水气内停为主要病机。而银屑病的发生正是风寒邪气闭阻玄府，血脉塞涩不畅所致，水气毒热不能通过玄府排出体外，积存皮下而成浸润斑块。日久阳气受损，脾气不足，湿邪内蕴，水湿毒瘀交结，则皮疹顽固难愈。遂以桂枝去芍药加麻黄细辛附子汤枢转大气，使"阴阳相得，其气乃行，大气一转，其气乃散"。

方中麻黄味苦、辛，性温，能够开通玄府、发汗解表，宋代医籍《日华子本草》载："调血脉，开毛孔皮肤。"《神农本草经疏》又云："风寒湿之外邪，客于阳分皮毛之间，则腠理闭拒，荣卫气血不能行……此药轻清成象，故能去其壅实，使邪从表散也。"现代药理学研究认为，其挥发油能够兴奋神经中枢，并通过阻碍汗腺导管对钠离子的重吸收而促进排汗，并能抗炎，抑制细胞因子释放。生石膏辛甘，性寒，辛能解肌，甘能缓热，又兼之大寒，故能除大热，《药性论》载其治疗"皮如火燥"，与麻黄相配，宣泄郁火而无助热之弊。杏仁苦温，可升可降，能宣肺下气。羚羊角、紫草清热凉血，解毒透疹；白花蛇舌草解毒利湿，通利经脉关节。桂枝味辛、甘，性温，既助麻黄开通玄府、发汗解肌，又能温经通脉、助

阳化气；附子味辛、甘，性大热，能够补火助阳，逐风寒湿邪。刘完素认为，桂枝、附子等药"因热服之，因热而玄府郁结宣通，而怫热无由再作"。细辛味苦、辛，性温，能宣通肺窍、祛风散寒；莪术温通力强，善于破血行气、消积散结；姜枣调和气血，甘草调和诸药并解毒。全方温通与清解并用，共奏开通玄府、通络解毒之效。

（2）外治：开通玄府法，不限于内治，针灸、推拿、熏洗、熨烙等，亦能够疏通经络玄府、流畅气血津液，而达到治疗疾病的目的。正如唐笠山所说："古人用针通其外，由外及内，以和气血；用药通其里，由内及外，以和气血，其理一而已矣。"以开通玄府作为核心治疗思路，多种临床治疗手段综合进行以提高疗效是根本目的。在此以外用软膏和刺络放血疗法为例进行说明。

宋坪教授曾以玄府理论为基础，进行了关于斑块状银屑病外用药物的研究，配制了经验用药复方莪倍软膏。其具有开通玄府、活血散瘀功效，其中的主要成分莪术性温，味辛、苦，有活血破瘀、消积止痛的功效，具有抑制血管生成及抗炎作用，暗合"细络即玄府"一说；冰片性凉，味辛、苦，能够开通玄府百窍，消散怫郁之火；五倍子酸涩收敛，与莪术、冰片共伍，使玄府开阖有度，祛邪而不过于耗散正气。经临床观察发现，开通玄府法治疗斑块状银屑病的总有效率与国际公认的外用西药制剂疗效相当，且不良反应少。采用激光多普勒图像诊断系统观察以该药物治疗前后的血流灌注变化情况，发现在治疗过程中随着皮损评分的降低，血流灌注值亦相应降低。采用高分辨率超声测量以该药物治疗前后斑块浸润的厚度变化，结果显示治疗后患处的真皮厚度较治疗前降低。在动物试验中采用5%普萘洛尔乳剂制备豚鼠银屑病模型，从肉眼及组织病理学水平观察复方莪倍软膏的治疗效果。结果提示具有开通玄府、活血散瘀作用的复方莪倍软膏能够抑制斑块状银屑病角质形成细胞的增殖，抑制新生血管形成。

治疗银屑病亦可使用刺络放血疗法泄血除热。《素问·血气形志篇》曰："凡治病必先去其血。"指出百病皆因气血失和，"去其血"是治疗疾病的关键，而"去除皮之恶血"当为治疗皮肤病的思路之一，这与发汗开玄府"名虽异而实同"。所以，对患者身上一定的穴位或浅表血络施以针刺，放出适量血液，可达到祛瘀通络、泻热解毒、调和气血、平衡阴阳的目的。

《灵枢·官针》云："凡刺有五，以应五脏。一曰半刺，半刺者，浅内而疾发针，无针伤肉，如拔毛状，以取皮气，此肺之应也。"施术时应浅刺而疾发针，以宣发肺气；用采血针代替传统的三棱针，取其利于放血之优点，借以达到开通玄府、泄血解毒的目的；亦可加用火罐，其温热通经作用更助玄府开通，络脉通畅。

选穴以肺俞、膈俞、血海为主，其中肺俞主"肉痛皮痒"，且《类经图翼》称其"主泻五脏之热"，并可宣发肺气；膈俞居于心俞、肝俞之间，心主血而肝藏血，故膈俞为血之会，诸血病皆可治之，《针灸聚英》称其主"热病汗不出，身热常温"。血海者，又名百虫窠，位于足太阴脾经，且通于肺经，主治一切血证，并可除各种瘙痒。三穴相合，以泄血除热为本，使热毒随血而泄，玄府随血而开。

综上，基于玄府理论，认为"玄府闭郁，热毒蕴结"是斑块状银屑病的核心病机，并在开通玄府、通络解毒治法的指导下，内、外治疗手段结合，揭示并印证了以玄府理论辨治银屑病的科学性。

4.验案举隅

（1）张某，男，69岁，2023年8月30日初诊。

现病史：患者确诊银屑病30余年，2022年9月曾就诊于我处，经治疗三次后头皮、下肢皮疹基本消退，遂自行停药。3个月前皮疹再次发作，因缠绵不愈，前来就诊。现双上肢、头皮见暗红斑块，大便调，舌暗、苔黄厚，脉弦滑。

西医诊断：银屑病。

中医诊断：白疕。

辨证：玄府郁闭，热毒蕴结。

方药：

麻黄 6g	桂枝 20g	全蝎 5g	炒苍术 12g
生地黄 30g	虎杖 20g	细辛 3g	赤芍 10g
白花蛇舌草 20g	大黄 6g	熟附子 12g	白英 20g
蛇莓 20g	半枝莲 20g	半边莲 20g	甘草 10g

14剂，每日1剂，水煎服。

9月20日二诊：患者服上方后手肘部皮疹较前变薄、质软，舌苔变薄，苔色不黄。现皮疹仍有，舌暗、边尖红，苔白，脉弦。

处方：

麻黄 6g	桂枝 20g	炒苍术 12g	生地黄 30g
虎杖 20g	细辛 3g	赤芍 10g	白花蛇舌草 20g
大黄 6g	熟附子 12g	白英 20g	蛇莓 20g
半枝莲 20g	半边莲 20g	生黄芪 10g	巴戟天 20g
五味子 10g	甘草 10g		

14剂，服法同前。后守前法治疗，患者皮疹尽清。

按：患者年老、舌暗，均与阳虚有关。阳气不足，卫气失于温煦，玄府开合失司；津血不得阳气温煦而代谢失常，内生痰瘀，日久相互胶着，化毒生热。表里相互作用而致疾病反复不愈。即使经治疗症状缓解，若受外部环境因素刺激，或外邪引动内邪，或损耗正气，抗邪无力，或气机失调，玄府怫郁，等等，则疾病多易复发。根本上需扶正温阳、开玄解毒，但根据疾病所处阶段和病机侧重的不同，治疗当有所调整。初诊时患者皮疹暗红，为阳气不充之状，故以开玄温阳为本，佐以凉血之生地黄、虎杖、赤芍；清解热毒之白花蛇舌草、白英配蛇莓，半枝莲配半边莲而成方，使玄府开合得当、痰瘀渐消、热毒得解，故皮疹变薄、变软，黄苔转白。但患者毕竟年老，当祛邪与扶正兼顾，故二诊时去走窜之全蝎，加扶助气及阴阳的黄芪、巴戟天、五味子，收散得当，攻补相彰。白花蛇舌草清热解毒，多用于热毒壅滞的皮肤病；白英有清热解毒、利湿消肿的作用，多用于治疗肝胆、妇科及肾脏相关病证，亦可治皮科痈疖肿毒；蛇莓具有清热解毒、凉血止血、散瘀消肿的作用，常与白英相配，蛇莓入血分，白英行津液，适用于久病痰瘀或湿瘀胶着的病机；半枝莲、半边莲是临床治疗银屑病的常用对药，除清热解毒、利水作用外，半枝莲还可化瘀，适用于有湿瘀互结，化热成毒之证的银屑病患者。

（2）杨某，女，52 岁，2023 年 8 月 23 日初诊。

现病史：确诊银屑病数年。现头皮及背部可见红斑、鳞屑，伴腹胀，大便干黏不畅，舌胖暗、有齿痕，苔黄厚腻，脉弦滑。

西医诊断：银屑病。

中医诊断：白疕。

辨证：玄府郁闭，阳气怫郁。

方药：			
麻黄 9g	桂枝 20g	熟附子 15g	全蝎 3g
炒苍术 15g	生地黄 20g	虎杖 20g	细辛 3g
赤芍 20g	青蒿 20g	白花蛇舌草 20g	大黄 6g
炒枳实 20g	厚朴 30g		

14 剂，每日 1 剂，水煎服。

9 月 6 日二诊：患者服上方后头皮鳞屑减少，背部 2 枚指甲大小的片状红斑较前变平，舌胖暗、有齿痕，苔黄厚腻，脉弦。

方药：			
麻黄 9g	桂枝 20g	熟附子 15g	全蝎 3g
炒苍术 15g	生地黄 20g	虎杖 20g	细辛 3g
赤芍 20g	白花蛇舌草 20g	大黄 6g	炒枳实 20g
厚朴 30g	茵陈 20g	豆蔻 10g	黄芪 10g

14 剂，服法同前。

9 月 20 日三诊：患者服上方后鳞屑减少，背部皮疹变薄、色淡红，苔较前亦变薄。现头皮稍红，大便正常，舌淡暗、有齿痕，苔黄腻，脉细滑。

方药：			
麻黄 9g	桂枝 20g	全蝎 3g	炒苍术 15g
生地黄 20g	虎杖 20g	赤芍 20g	白花蛇舌草 20g

| 大黄 6g | 炒枳实 20g | 厚朴 30g | 茵陈 20g |
| 葛根 20g | 升麻 20g | 竹茹 10g | 陈皮 20g |

14 剂，服法同前。后守前法继续治疗，患者皮疹持续恢复。

按：此案是开玄解毒的典型案例。患者皮损以头皮、背部为主，头为诸阳之会，背为阳经所过，玄府郁闭，阳气怫郁在里不得散，故皮损发生于机体"阳部"。麻黄、桂枝开玄府，桂枝、赤芍调营卫，麻黄附子细辛汤与桂枝加附子汤辛温走散，助阳解表开玄府，以针对患者阳气不足、阳气怫郁的基本病机。生地黄、虎杖、白花蛇舌草、青蒿、大黄凉血解毒，现代药理研究显示上述诸药均可以通过调整 T 淋巴细胞的表达而起到治疗银屑病的作用。玄府郁闭，肺气失调，大肠传导亦失司，在上提壶揭盖以宣肺开玄，在下去宛陈莝以通腑降气。若无燥屎，常用小承气汤，其中厚朴中的厚朴酚已被证实有治疗银屑病的作用。二诊时患者皮疹、鳞屑改善，但从舌苔来看，机体湿浊仍盛，亦防寒凉不利邪气外出，故用茵陈利湿，豆蔻温中燥湿，黄芪补益脾胃，诸药相合起到顾护中焦的作用，其中黄芪亦被多项研究证明治疗银屑病疗效确切，且靶点众多，涉及细胞因子、脂代谢、氧化应激等方面。三诊时在进一步获效的基础上，根据舌苔可知此时患者以痰湿蕴热为主，故去附子、细辛、黄芪，防其助热生火，加葛根、升麻升阳散火，竹茹、陈皮化痰清热。

（二）其他皮肤病

玄府理论对于皮肤病的辨治具有广泛的适用性，近代多位医家从不同角度对玄府理论进行阐述，并将其应用于其他多种皮肤病。

1. 慢性荨麻疹

李元文依据玄府理论，认为慢性荨麻疹多因卫气失司、玄府开合不利在先，又遭外来风邪闭郁玄府而致。病机为玄府郁闭，治宜攻补兼施，淡化寒热，重视病位层次，开玄通窍，使气液流通恢复正常。具体分别以养血开玄、理气开玄、逐层开玄三法治疗慢性荨麻疹，取得了良好的疗效，并指出玄府理论指导下的治法同样亦适用于过敏性紫癜、硬皮病等其他皮肤病。

王艳君在辨治慢性荨麻疹时认为卫气不足、玄府不固，外邪侵袭、玄府不通，以及久病痰瘀、玄府瘀滞是发病的主要病机，提出补虚固玄、祛风通玄、清热开玄、养血和玄四种主要治法。

2. 湿疹

岳仁宋从虚实两个方面探讨了湿疹玄府开阖的病机，认为气血阴阳及津精亏虚导致玄府无力开阖，而外邪及痰湿热阻属实，令玄府闭塞，最终导致湿疹发病。

治疗上既可以用味辛走窜、芳香宣透的药直接开通玄府，又可以配合清热泻火、利水化痰、行气活血之品间接开玄，使湿疹逐渐消退，疾病向愈。

李海霞论治湿疹时强调风药的使用，认为风药能够通过祛风通玄、胜湿通玄、引药达玄三种方式调节玄府的开阖，起到治疗湿疹的作用。

3. 雄激素性秃发

王明杰以玄府郁闭、发失所养为脱发的主要病机，认为开通玄府是治疗的关键一环，贯穿治疗脱发的始终；善用风药（如羌活、防风、升麻等）及虫类药（如僵蚕、全蝎、水蛭等）的开发流通之性，协同增效以开通玄府，取得了较好的疗效。

基于玄府理论，左小红认为玄府通利是头皮毛囊受养的重要前提，而精血亏虚、湿热熏蒸、气滞血瘀是导致玄府郁闭的重要病机，治疗上分别以六味地黄合四物汤养虚开玄，二妙散、三仁汤、达原饮等方开郁通玄，通窍活血汤、柴胡疏肝散行气通玄。

越来越多的医家在玄府理论的指导下，以开通玄府为基本治法，用于临床各种皮肤病的治疗，尤其以银屑病为主，均取得了良好的疗效，其背后的机制也逐渐被研究、证明，再次印证了玄府理论的科学性及其在皮肤科诸疾辨治中的广泛适用性。

参考文献

［1］常富业，王永炎，高颖，等．玄府概念诠释（二）——腠理的历史演变与比较［J］．北京中医药大学学报．2005，28（1）：8-9.

［2］王永炎，杨宝琴，黄启福．络脉络病与病络［J］．北京中医药大学学报，2003，26（4）：1-2.

［3］雷燕，黄启福，王永炎．论瘀毒阻络是络病形成的病理基础［J］．北京中医药大学学报，1999，22（2）：9-12.

［4］郑国庆，王艳，王小同．玄府理论的建立与发展［J］．中华医史杂志，2005，35（4）：19-23.

［5］常富业，王永炎，高颖，等．玄府与细胞间隙的比较［J］．安徽中医学院学报，2005，24（2）：1-3.

［6］常富业，王永炎，高颖，等．水淫玄府与隐性水肿假说［J］．山东中医杂志，2004，23（11）：643-645.

［7］张天娥，罗再琼，张勤修，等．玄府与水通道蛋白的比较［J］．辽宁中

医杂志，2009，36（7）：1110-1111.

　　[8] 宋坪，杨柳，吴志奎，等. 从玄府理论新视角论治银屑病[J]. 北京中医药大学学报，2009，32（2）：136-138.

　　[9] 宋坪，颜志芳，许铣，等. 复方黄倍软膏治疗斑块状银屑病的临床观察[J]. 中国中西医结合杂志，2007，27（4）：352-354.

　　[10] 宋坪，舒友廉，刘瓦利，等. 复方黄倍霜对斑块状银屑病皮损血流灌注的影响[J]. 中国皮肤性病学杂志，2006，20（12）：715-717.

第二节　脏腑风湿学说

　　脏腑风湿学说是仝小林院士在《黄帝内经》论治"痹证"的基础上，结合"伏邪"理论提出的一种新学说，为一些过敏性疾病、自身免疫性疾病及疑难顽症的治疗提供了审因论治的思路。尤其在病机不明、久治不愈的情况下，以脏腑风湿学说论治常可收获佳效。

一、脏腑风湿的内涵

　　脏腑风湿是指人体感受风、寒、湿邪，或通过五体内传脏腑，或通过官窍直中脏腑，风、寒、湿邪留而不去，伏于脏腑形成痼疾，复感则引动伏邪而使病情加重。脏腑气血不足，风、寒、湿邪侵袭机体，导致筋、脉、肉、皮、骨气血闭塞，形成五体痹。五体痹日久内传相应脏腑，邪气盘踞，伏留不去，则形成脏腑风湿，或称为脏腑痹。同时，盘踞于脏腑的风、寒、湿邪亦会向外影响肌表，使五体痹反复发生，甚至加重。脏腑风湿包含的疾病范围很广，既涵盖了由五体痹发展而来的脏腑痹，又包括外邪直中脏腑导致的相关疾病。

　　脏腑风湿学说在临床中具有广泛的适用性。仝小林院士结合现代解剖学及脏腑生理功能将人体划分为顶焦、上焦、中焦、下焦四个部分，即"四焦"，其中顶焦包含神系、髓系，上焦包含心系、肺系，中焦包含肝系、胃系，下焦包含溲系、衍系，即"八系"，合称为"四焦八系"理论体系。在"四焦八系"体系中，脏腑风湿理论适用于以风、寒、湿邪为初动因素的疾病，如隶属于顶焦的原发性中枢神经系统肿瘤、吉兰-巴雷综合征、脱髓鞘疾病等；隶属于心系的风湿性心脏病、病毒性心脏病、高血压等，隶属于肺系的过敏性鼻炎、变异性哮喘；隶属于肝系的肝硬化、自身免疫性肝病等，隶属于胃系的消化性溃疡、溃疡性结肠炎、肠易激综合征等；隶属于溲系的肾病综合征、IgA 肾病等，隶属于衍系的子宫内膜异位症、子宫腺肌病等。除此之外，脏腑风湿学说还适用于银屑病、荨麻疹、特应性皮炎等皮肤病，胶质瘤、鼻咽癌、肺癌、胃癌、肝癌等恶性肿瘤，以及代谢性疾病和自身免疫性疾病，如类风湿关节炎、干燥综合征、皮肌炎、糖尿病等。

然而，有两类疾病虽与风、寒、湿有关，但不属于脏腑风湿的范畴。第一，风、寒、湿邪侵袭形体官窍，并未向内进一步侵袭脏腑。此不属于脏腑风湿病，但可依据脏腑风湿的理论和治法指导治疗。第二，风、寒、湿均由患者禀赋不足、体质素虚或脏腑功能障碍而内生，尚未引及外邪伏留于内者，亦不属于脏腑风湿。

二、脏腑风湿相关疾病的特征

（一）耗气伤阳，愈发愈重

外邪伏留，盘踞脏腑，极易复感，复感一次，发作一次，每次发作均伤阳耗气，导致病情加重一层，越久越虚。

（二）胶结成毒，易成顽疾

久病入络，久病多瘀，故伏留之邪长期不去，阻碍气血津液循行，导致脏腑功能障碍，并与痰浊、瘀毒交错混杂，而成顽疾，直至胶结不解，成瘤成癌。

（三）引动外邪，棘手难愈

风、寒、湿三邪之中，风、寒二邪发病最急，但湿邪最为棘手，若内湿引至外湿，则疾病缠绵难愈，故湿邪是疾病传变或向愈的重点。

三、脏腑风湿相关疾病的病因病机

（一）外邪侵袭是发病诱因

《素问·痹论篇》云："风寒湿三气杂至，合而为痹也……所谓痹者，各以其时重感于风寒湿之气也。"指出气血凝滞、筋脉不通的五体痹是外感风、寒、湿邪留滞于肌表所致。《中藏经》云"五脏六腑感于邪气，乱于真气，闭而不仁，故曰痹"，说明外感邪气后邪向内传变，盘踞脏腑，形成脏腑痹。若五体痹复感邪气，也会内传为五脏痹，并且"伏邪"亦为外邪入内。综上所述，脏腑风湿相关疾病始发生于外邪，除风、寒、湿外，病毒、疠气等外来毒邪也可导致脏腑风湿相关疾病的发生。

（二）脏腑功能异常是根本原因

正气存内，邪不可干。气血和调，腠理致密，脏腑功能正常，则机体不易受邪，或受邪后邪易祛除，如《素问·痹论篇》曰："荣卫之气亦令人痹乎……逆其气则病，从其气则愈，不与风寒湿气合，故不为痹。"《素问·金匮真言论篇》曰："藏于精者，春不病温。"若先天禀赋不足，正气偏亏，或气血不和，腠理疏松，或脏腑功能异常，则一遇风寒外邪极易受病。如"淫气忧思，痹聚在心"，指喜忧思者，心气逆乱，痹邪易乘虚而入形成心痹；"淫气遗溺，痹聚在肾"，指遗尿者，肾气逆乱失常，痹邪易乘虚而入形成肾痹；"淫气喘息，痹聚在肺"，指喘息咳嗽者，肺气逆乱，痹邪易乘虚而入形成肺痹。《灵枢·五变》亦言："粗理而肉不坚者，善病痹。"所谓"阴气者，静则神藏，躁则消亡"，即指人能安神静气，则神藏于内，邪不可干。若躁动不安，扰乱气血，则邪干而患痹证。因此，脏腑功能异常是脏腑风湿发病的内因，是根本原因。

（三）伏邪盘踞是致病关键

"伏邪"顾名思义是某种邪气潜伏于体内，暂时未发病，当受到一定影响时发病的病因学概念。其源于《素问·生气通天论篇》及《阴阳应象大论篇》，由王叔和首次提出，是脏腑风湿发病的关键因素。《素问·金匮真言论篇》言："精者，身之本也，故藏于精者，春不病温。"《灵枢·百病始生》亦言："风雨寒热不得虚，邪不能独伤人。卒然逢疾风暴雨而不病者，盖无虚。"因此，脏腑虚损是邪气内伏的根本原因。

《灵枢·五变》云："百疾之始期也，必生于风雨寒暑，循毫毛而入腠理，或复还，或留止，或为风肿汗出，或为消瘅，或为寒热，或为留痹，或为积聚，奇邪淫溢，不可胜数。"故伏邪包括了风、寒、暑、湿等诸多邪气。

《灵枢·百病始生》阐述了外邪侵袭人体后的传变次序，如"虚邪之中人也，始于皮肤……留而不去，则传舍于络脉……留而不去，传舍于经……留而不去，传舍于输……留而不去，传舍于伏冲之脉……留而不去，传舍于肠胃……留而不去，传舍于肠胃之外募原之间，留着于脉，稽留而不去，息而成积。或着孙脉，或着络脉，或着经脉，或着输脉，或着于伏冲之脉，或着于膂筋，或着于肠胃之募原，上连于缓筋，邪气淫溢，不可胜论"。宋代医家韩祗和在《伤寒微旨论》中指出"其骨髓间郁结者，阳气为外邪所引，方得发泄"。由此可以看出，邪气可伏留于五体，并向内传变，进而伏留于五脏六腑、四肢百骸。

金代医家张子和之《儒门事亲》曰："人之伤于寒也，热郁于内，浅则发，早为春温。若春不发，而重感于暑，则夏为热病。若夏不发，而重感于湿，则秋变为疟痢。若秋不发，而重感于寒，则冬为伤寒，故伤寒之气最深。"说明了"伏邪"的引动与外邪密切相关，并且随着时间的推移，伏邪的性质并不是一成不变的。

机体受邪，若救治失当，则病邪留着，痹阻气血，耗伤脏腑。留着在体内的病邪与体内痰、湿、瘀等病理产物胶结伏留，形成顽疾。这种由外邪伏留胶着的病邪是导致脏腑风湿发病的关键。

四、脏腑风湿相关疾病的临床辨治方略

（一）辨治关键

辨治脏腑风湿相关疾病的关键有四：第一，详细询问病史，掌握完整的发病过程；第二，紧紧抓住"遇风寒湿则脏腑相关疾病加重"这一重要提示；第三，使用"解表""透表"等法治疗后相关疾病症状减轻或相关指标改善可以作为侧面佐证；第四，病程日久或治疗期间使用激素可导致原有的症状发生改变，但其脏腑风湿的本质并未改变。

（二）治疗法则

1. 透邪外出是首要任务

脏腑风湿相关疾病病程日久，多以内伤杂病症状为主，医者易忽略其与表证的联系，仅仅立足脏腑论治是不够的，还应当佐以透表祛邪之品。正如《伏邪新书》云："感六淫而不即病，过后方发者，总谓之曰伏邪；已发者而治不得法，病情隐伏，亦谓之曰伏邪；有初感治不得法，正气内伤，邪气内陷，暂时假愈，后仍作者，亦谓之曰伏邪；有已治愈，而未能除尽病根，遗邪内伏，后又复发，亦谓之曰伏邪。"虽然伏邪形式多样，且总有宿邪滞留。亦如《钱塘医话》云："凡属有病，必有留邪，须放出路，方不成痼疾。"风、寒、湿宿留脏腑，是疾病反复难愈的根本，所以法当驱宿邪以外出，这是治疗脏腑风湿相关疾病的首要任务。

2. 健脾祛湿是第一大法

《素问·疟论篇》曰："风无常府，卫气之所发，必开其腠理，邪气之所合，则其府也。"对于脏腑风湿而言，所合之邪为湿。又有《金匮要略·脏腑经络先后病脉证治第一》云："夫者病在脏，欲攻之，当随其所得而攻之。"在脏腑风湿相关疾病中，风、寒为无形之邪，多与有形之湿邪相合，治当攻逐湿邪，风、寒无所附着则自散。湿为脾脏所主，故健脾祛湿、流通中气为治疗脏腑风湿相关疾病的第一大法，正所谓"无湿则风不驻、寒易散矣"。

3. 调畅三焦是重要环节

《金匮要略·脏腑经络先后病脉证》曰："腠者，是三焦通会元真之处，为血气所注；理者，是皮肤脏腑之文理也。"风、寒、湿邪正是通过三焦及腠理传入脏腑

而发病，又因三焦是机体气血津液循行的道路，而腠理与三焦相通，是气血津液内外交换的大门，故调畅三焦，保持气血津液循行顺畅，有利于伏留于内的邪气外出，是治疗脏腑风湿相关疾病的重要环节。

4. 兼顾他法是重要补充

脏腑风湿本为因正气耗损，邪气伏留而成的虚实夹杂之痼疾，日久缠绵不愈，病程延长则易兼他证。对于风寒入络，内生痰瘀，病情顽固者，兼以化痰消瘀，活血通络；对于病久伤正，体弱年迈，气血阴阳皆亏者，应兼"托邪"之法，以补气血、补肾气，内外并治，攻补兼施。风、寒、湿均为阴邪，其治疗当用阳药兼以顾护阳气。

（三）用药选方

祛风散寒除湿之治痹方药及解表祛邪之治表方药均可作为治疗脏腑风湿相关疾病的常用方药，如升散法可选用葛根、柴胡、僵蚕等，清上法可选用升麻、金银花、连翘等，透表法可选用香薷、牛蒡子、蝉蜕等，发汗法可选用麻黄、桂枝、石膏等，散寒法可选用乌药、附子、细辛等，逐风法可选用荆芥、防风、羌活等，渗湿法可选用茯苓、泽泻、白术等，托邪法可选用黄芪、苍术等。藤类药亦为治痹常用之药，如雷公藤为祛风除湿止痛药，且具有免疫抑制、抗炎、抗肿瘤作用，常配伍鸡血藤、首乌藤、甘草以减轻毒性，同时鸡血藤、首乌藤也能增强通络活血作用。其他药物如青风藤、海风藤可祛风除湿，忍冬藤、络石藤兼具清热作用，可用于治疗寒湿化热者。

升降散为透邪外出以治疗脏腑风湿相关疾病的重要方剂；大、小续命汤为六经中风之通剂，善治疗风寒诱发之痹证，可用此治疗风湿在于顶焦脑系者；桂枝茯苓丸常用于治疗风寒湿瘀之妇科病；黄芪建中汤可用于治疗虚寒型胃痉挛；麻黄附子细辛汤可用于治疗过敏性鼻炎、过敏性哮喘等；独活寄生汤为治疗痹证日久，肝肾两亏，气血不足的方剂，用于治疗类风湿关节炎、硬皮病、慢性乙型肝炎关节痛等免疫系统疾病；三生饮用于治疗原发性脑瘤；玉屏风散用于过敏性疾病缓解期的治疗；升阳散火汤用于治疗过敏性疾病表现为热证者；甘姜苓术汤具有温脾渗湿之效，是祛湿良方，用于治疗浅表性胃炎、十二指肠溃疡等疾病。

五、脏腑风湿学说的皮科应用

（一）银屑病

1. 脏腑风湿学说与银屑病的相关性

前文论述指出，一些以风寒湿邪为始动因素的皮肤科疾病也属于脏腑风湿的论治范畴。银屑病患者多有治疗效果不理想、病情缠绵反复的问题，通过详细询问病史、症状可以发现，这些患者多在感受风邪、寒邪后皮疹复发或加重。当风寒湿邪从肌表、肺表、肠表途径侵袭人体，伏留体内，表现于皮肤时，可能会出现红斑、水疱、干燥皮疹等皮损表现。银屑病与该学说相符的发病特点：①感受风寒湿邪后，皮疹易复发或加重；②有情志失调、饮食不节、房劳过度等内伤因素时，皮疹易复发或加重；③静止期皮疹呈暗红色肥厚斑块，常伴有舌苔厚腻；④皮疹局部出汗少于正常皮肤，因运动及使用发汗药物出汗后皮疹好转；⑤后期常会出现疲劳、畏寒、舌淡胖等阳虚症状。因此，可试从"脏腑风湿"角度思考银屑病的辨证论治，为临床治疗部分难治性银屑病提供新的思路。

2. 运用脏腑风湿学说探讨银屑病的病因病机

《诸病源候论》将银屑病的病机概括为"皆是风湿邪气，客于腠理，复值寒湿，与血气相搏所生。若其风毒气多，湿气少，则风沉入深，故无汗，为干癣也"。从脏腑风湿角度考虑，银屑病的病因病机为初感风寒湿邪后，邪气伏留于内，外感六淫邪气或内伤时引动伏邪合而为病。

（1）风寒湿邪客于机体是发病之因：银屑病的发生与感受寒邪关系密切，皮疹复发时常伴随咽痛、流涕、恶寒发热等外感症状。银屑病皮疹在秋冬季节加重而在春夏季节减轻，考虑是由秋冬季节天气寒冷，自然环境中的风邪和寒邪侵袭人体所致。寒主收引，使汗孔密闭，不利于邪气随汗液透散而出，故疾病感寒而发、遇寒加重。而夏季天气炎热、腠理疏松，邪气容易随汗液而出，能够使气血津液恢复正常运行，故常见皮疹色淡、鳞屑减轻。若风寒湿邪留滞于关节，还会出现关节红肿、疼痛、变形等症状。因此，风寒湿邪客于机体是银屑病的发病之因。

（2）体内邪气郁而化热而成红斑：银屑病皮损常表现为浸润性红斑、丘疹，皮损局部温度高于正常皮肤。从脏腑风湿角度分析其病机，考虑为伏留体内的风寒湿邪无法透散而出，停留肌腠而致局部玄府郁闭、气机阻滞，宿邪在内郁而化热、燔灼气血，而表现为红色丘疹、斑疹，轻刮表面后可见点状出血；热盛生风化燥，故鳞屑层出，并伴有不同程度的瘙痒。

（3）常有痰浊瘀毒等病理产物：脏腑风湿相关疾病的发生是外邪与内生的痰浊瘀毒交互盘结的结果，患者体内的风寒湿邪久蕴可生痰浊瘀毒等病理产物。王清任在《医林改错·痹证有瘀血说》中提到"总逐风寒、去湿热，已凝之血，更不能活"，说明无论是风寒湿痹还是湿热痹，日久皆可形成瘀血。《形色外诊简摩·伤寒舌苔辨证》云："风邪入胃，肺则凝塞，所以一日为风，二日为热，三日为火，热甚之故，热与风邪相搏，凝塞成毒。"风病日久亦可化瘀成毒，银屑病反复发作后，风寒湿邪与体内气血相合，蕴结于体内形成痰浊瘀毒，病理产物盘踞，阻滞经络，气血运行不畅，使病情缠绵难愈，临床常表现为肌肤甲错、皮疹暗红肥厚。有研究显示，一些银屑病患者存在明显的脂代谢异常，总胆固醇、高密度脂蛋白胆固醇、载脂蛋白水平低，而脂蛋白水平高，且银屑病合并肝肾功能异常的发生率也很高。血脂异常和肝肾功能损伤可考虑为痰湿瘀浊等病理产物与邪气交错盘结伏于脏腑的结果。

（4）病程后期阳气渐衰：脏腑风湿相关疾病每发作一次，便伤阳一分，最终导致阳气的衰败。银屑病的初始致病因素为风、寒、湿邪，其中寒为阴邪，易伤阳气，而其病程一般可长达数十年，甚至终身患病，疾病缠绵难愈反复损伤阳气。疾病后期伤阳，可出现腰膝酸软、畏寒、畏食生冷、水肿等阳气虚衰的表现。

3. 运用脏腑风湿学说探讨银屑病的治疗

脏腑风湿学说提出，针对脏腑风湿相关疾病应以祛除伏邪为首要治法，常用透表、散寒等方法透散伏邪。而从"玄府"角度治疗银屑病，多采用开通玄府、通络解毒的方法，提倡在传统凉血解毒法的基础上加入解表、温散的药物，疗效优于传统活血解毒法。对比玄府学说与脏腑风湿学说，二者均提出当体内伏留风、寒、湿邪时，应运用治表、透表法治疗，有异曲同工之处。因此，应尝试从不同角度论治银屑病，依据脏腑风湿学说，治疗当在清热凉血解毒的基础上加以透散伏邪，针对进行期点状皮疹或大片红斑应清热凉血解毒以消退红斑，静止期有痰浊瘀毒时宜清除病理产物，治疗后期注重温阳补肾、顾护阳气。

（1）透散伏邪贯穿始终：脏腑风湿学说认为，风、寒、湿邪为银屑病的始动和加重因素，尤以寒为主，故治疗应以透散伏邪贯穿始终。《钱塘医话》提到"凡属有病，必有留邪，须放出路，方不成痼疾"。一些久治难愈的疾病通过透表法治疗往往可使病情改善，常用葛根升散、麻黄发汗、附子散寒、香薷透表、升麻清上、荆芥逐风、茯苓渗湿，从各个途径祛邪外出。所以在治疗时首先要祛除伏邪，解表散寒，给伏邪以出路，防止伏邪加深而再伤正气，使疾病向愈。《黄帝内经》云："开鬼门，洁净府。"多数银屑病患者皮损局部温度高且无汗出，在皮疹发作前常有恶寒、胸中烦热等症状，而汗出后皮疹和全身症状都能得到缓解，宋坪教授根据银屑病冬重夏轻、皮损局部灼热而少汗等症状，提出"风邪郁闭玄府，阳气郁而不可外达"是银屑病的核心病机。邪气在内燔灼气血津液，外发为红斑鳞屑。治疗时常运用麻黄、桂枝、附子、细辛、荆芥等温散药物辛温发散，补火助阳，开通玄府以助透散伏留在体内的风寒邪气，使体内阳气外达，助气血津液正常运行而使疾病向愈，对于一些难治性银屑病有较好的疗效。

（2）清热凉血以消散红斑：银屑病皮损表现为红色点状丘疹或斑疹，进行期常表现为新出鲜红色皮疹，此时皮疹的病因不仅仅为单纯的热象，更是腠理郁闭而导致外寒内热的"寒包火"征象，治疗时应在清热凉血解毒的基础上加强透散伏邪、祛除外寒之力，防止疾病的进一步发展，既需透郁闭之邪，又要清血热之毒。常用生石膏、黄芩清热，羚羊角、牡丹皮凉血，紫草、白花蛇舌草、大青叶解毒。

（3）化痰降浊祛瘀，及时清除病理产物：皮损呈肥厚斑块，或兼脂代谢异常等，实为风寒湿邪久蕴而内生痰浊、瘀毒，此时需祛除病理产物，化痰降浊、消瘀解毒。治疗时常在清热凉血和养血润燥的基础上加以行气、活血、散结来治疗深层浸润的皮疹。一些顽固难愈的斑块状银屑病是内有寒凝或湿毒痰瘀阻络，治疗时在麻黄、桂枝等透表发汗通阳药物的基础上，配合行气化痰、活血通络，可取得较好疗效，常用川芎行气，降香化瘀，丹参、赤芍活血，乳香、莪术散结。这不仅仅有利于祛除病理产物，也有助于外透伏留体内的风寒湿邪，有利于疾病的恢复。

（4）温阳补肾，顾护阳气以扶正祛邪：银屑病每反复一次，便更伤一次阳气，所以在皮疹发作和好转时均应处处顾护阳气、扶正固本。既能避免疾病再次发作，又可治病求本，标本兼顾。对于先天禀赋不足者，应加入仙茅、淫羊藿等补其肾阳；对于年老体虚者，应加入黄芪、党参、白术、当归等补气养血；对于病久伤正，治疗效果不持久，并同时出现畏寒肢冷、疲劳等阳气不足症状的患者，应注重补阳，治疗时加入附子、肉桂、杜仲等药来温补脾肾，用于治疗久治不愈的银屑病常常能取得较好疗效。

（5）生活调护及日常护理：银屑病的诱发和加重与外感关系密切，患者应注意换季时及时增减衣物，避免感冒、咽炎、扁桃体炎。保持适度锻炼，运动出汗可让腠理开而玄府通畅，皮疹得到改善，泡药浴、汗蒸等方法也会促进汗出，同样有利于银屑病的恢复。以温水洗澡后外用药膏，不仅有助于保护受损皮肤，还可以使药物渗透更深，增强疗效，皮疹肥厚者可用保鲜膜包裹以促进药物渗透。在饮食方面，尽量忌烟忌酒，如有食用辛辣刺激食物和海鲜等发物加重者应控制饮食，可适量多吃粗粮、新鲜蔬菜和水果。

4. 验案举隅

（1）患者，男，50岁，2017年10月18日初诊。

主诉：全身泛发大片红斑、鳞屑20年。

现病史：患者20年前无明显诱因于头皮、背部及四肢部位泛发大片红斑、鳞屑，伴瘙痒，每于秋冬季节加重、夏季减轻，无咽痛，无关节疼痛。查体：患者头皮、发际、背部、四肢泛发大片浸润性红斑，表面覆盖银白色层状鳞屑，刮去鳞屑可见点状出血，伴轻度瘙痒。舌暗红，苔薄黄，脉弦细。皮损评分：红斑（+++）、浸润（++）、鳞屑（+）。

西医诊断：银屑病。

中医诊断：白疕。

辨证：玄府郁闭，血热毒蕴。

治法：开通玄府，凉血解毒。

方药：自拟开玄解毒方加减。

羚羊角 0.6g	全蝎 3g	桑枝 20g	生麻黄 9g
青蒿 30g	土茯苓 40g	葛根 20g	白英 20g
蛇莓 20g	桂枝 20g	柴胡 15g	乳香 6g
甘草 10g	生石膏（先煎）60g		

14 剂，水煎服，每日 1 剂。

外用卡泊三醇软膏、湿毒软膏，早晚各 1 次。

2017 年 11 月 1 日二诊：大部分皮疹消退，无新出皮疹，原有皮疹变薄、颜色转淡，无瘙痒。皮损评分：红斑（+）、浸润（−）、鳞屑（−）。患者面部皮肤潮红，诉不能进食生冷。舌暗，苔薄黄，脉细滑。故在原方基础上去乳香、羚羊角，加生黄芪15g、苍术30g、生侧柏叶20g，14 剂，煎服法及外用药同前。

2017 年 11 月 29 日三诊：患者皮疹全部消退，原皮疹处留有色素沉着，仍诉畏食生冷食物。舌暗、尖红、边有齿痕，苔薄白，脉细滑。

方药：苍术 30g	白术 20g	生黄芪 20g	党参 15g
生麻黄 9g	桂枝 20g	杏仁 9g	生侧柏叶 20g
川芎 20g	莪术 20g	甘草 10g	黄芩 20g
生石膏（先煎）60g			

14 剂，水煎服，每日 1 剂。原皮疹处皮肤干燥，改予维生素 E 胶丸，取其内容物外用。

2018 年 3 月 7 日随访：原有皮疹消退，无新出皮疹。

按：患者每当气候转冷时银屑病加重，说明其发病与外感寒邪有关，首诊时患者皮疹呈泛发性且伴瘙痒，符合风邪致病的特点，患者外感寒湿，入里化热，故发大片红斑、有鳞屑，虽有热证但本质上仍属于阳气不足。初诊时以羚羊角、全蝎搜风祛邪，凉血清热，加麻黄、桂枝散寒祛邪，葛根升阳、疏利经脉，佐以桑枝共同起到透邪外出的作用，再配合清热解毒之品。二诊时患者皮损颜色变淡、浸润度减轻、鳞屑减少，但又伴有胃不耐生冷食物的症状，故减轻原方寒凉之性，加入补中和胃的黄芪、苍术，但整方仍以开通玄府、透邪外出为主。三诊时考虑患者皮疹痊愈，故处方中减去清热解毒药物，加入健脾益气的药物，此时全方内外同治、标本兼顾，以温补脾阳、开玄透邪同用，终获显效。

（2）患者，男，44岁，2018年8月8日初诊。

主诉：头皮、躯干、四肢有红斑及鳞屑伴瘙痒16年。

现病史：患者16年前情绪不畅后头皮、躯干、四肢出现大片暗红色斑块及鳞屑，伴瘙痒，未曾消退，每于冬季加重，曾口服维A酸类药物并接受光疗，效果不佳。无咽痛，无关节疼痛。现患者头皮、躯干、四肢红斑泛发大片浸润性红斑，表面覆盖银白色层状鳞屑，刮去鳞屑可见点状出血，瘙痒。舌胖、有齿痕、色淡红，苔花剥，脉细滑。皮损评分：红斑（+++）、浸润（++）、鳞屑（+）。

西医诊断：银屑病。

中医诊断：白疕。

辨证：玄府郁闭，血热毒蕴。

治法：开通玄府，凉血解毒。

方药：麻黄附子细辛汤加减。

羚羊角0.6g	生麻黄9g	细辛3g	蚕沙30g
桂枝20g	大青叶20g	半边莲20g	半枝莲20g
土茯苓40g	全蝎3g	桃仁10g	红花10g
升麻10g	柴胡10g	附子（先煎）15g	

14剂，水煎服，每日1剂。

外用龙珠软膏，早晚各1次。

2018年9月19日二诊：患者皮疹大部分消退，有新出粟粒大丘疹，腰部及下肢皮疹稍红，无瘙痒，服药后矢气频。皮损评分：红斑（++）、浸润（+）、鳞屑（-）。舌胖、有齿痕，舌质暗、边尖红，苔薄白。守上方去羚羊角、半边莲、半枝莲，加白花蛇舌草30g、当归20g、紫草20g、生黄芪20g，14剂，煎服法同前。外用卡泊三醇软膏，早晚各1次。

2018年11月21日三诊：患者皮疹全部消退，原皮疹处色素沉着，无瘙痒，诉下肢畏寒，眠差，便溏，每日3~4次。舌胖、有齿痕，舌质稍红、舌尖红，苔薄白，脉沉细。

方药：党参15g	白术20g	干姜10g	菟丝子20g
桂枝10g	白芍20g	生姜10g	大枣10g
炙甘草10g	砂仁20g	黄柏20g	土茯苓30g

14剂，煎服法同前。

2018年12月26日随访：原有皮疹消退，无新出皮疹。

按： 初诊时患者处于银屑病的进行期，治疗当截断病邪传变，直折病势，故以羚羊角、大青叶、半枝莲、半边莲清热凉血解毒，但因疾病本属脏腑风湿，以脏腑阳气虚弱、功能障碍为本，伏留寒湿之邪与外邪相合为标，用麻黄、桂枝温阳散寒解表，附子扶助阳气，细辛、升麻透邪外出，再合全蝎、桃仁、红花等行散之品。全方动而不静，温阳透邪，故能够使患者大部分皮疹消退。二诊时，虽然邪气逐渐外出，但仍有残存血络之毒邪难以速去，故以白花蛇舌草、紫草、当归入血分解毒，佐以黄芪"托邪"，使病邪无所遁形，患者皮疹全部消退。患者邪去正损，三诊时以一派胃肠虚寒证为主，故转变治疗思路，以中焦虚寒辨治，予理中汤加减以温中散寒除湿善后巩固。

（二）寒湿型慢性湿疹

1. 慢性湿疹与脏腑风湿学说的相关性

中医古籍中对本病没有统一命名，而是将其散记在带有"疮""癣""风"等病名的文献中，又因发病部位、临床症状等不同而有多种命名，病名虽多，但异名同病，均属西医学湿疹范畴。其中病程较长，皮损增厚粗糙或呈苔藓样变，有抓痕、结痂、鳞屑及色素沉着，瘙痒剧烈者，为慢性湿疹，尤以寒湿型慢性湿疹与脏腑风湿关系最为密切。

（1）临床表现：临床中部分慢性湿疹患者具有冬重夏轻的特点，每因食寒饮冷、涉水淋雨、久居潮湿之地、水中作业而诱发或加重，皮疹色淡红或暗红，抓挠后渗出液清稀，另伴有喜温喜暖，无汗或少汗，畏寒肢冷，或咳嗽痰稀，或关节疼痛，或四肢倦怠、脘腹胀满，或水肿，尿清便溏，舌淡胖或暗、边有齿痕，苔白腻，脉沉紧、弦、迟或濡或缓，中医辨证当属寒湿证，若用传统方法治疗往往难以奏效。此类患者在起病之初多有明显风、寒、湿邪外袭的证据，且复感邪后皮疹易再次诱发或加重，并伴有不同程度的肺、脾、肾功能异常的症状，与脏腑风湿相关疾病的特点相符。

（2）西医发病机制：现代研究发现，在慢性湿疹的发病过程中免疫系统起着重要作用，Ⅰ型和Ⅳ型变态反应常同时参与发病。另有试验证明，湿疹患者的总IgE阳性率较高。在Ⅰ型变态反应中，机体初次接触抗原（变应原、过敏原）后引起IgE抗体产生，并吸附在细胞表面高亲和力IgE Fc受体上，当机体再次接触相同抗原时，抗原则与细胞表面的IgE抗体结合，引起肥大细胞脱颗粒，释放介质，从而引起湿疹样皮肤损害。在Ⅳ型迟发型变态反应中，当抗原或半抗原进入机体后，刺激T细胞分化、增殖形成特异的致敏淋巴细胞，若相同抗原再次进入机体则引起致敏淋巴细胞活化，释放多种淋巴因子，这些细胞因子吸引巨噬细胞并使之激活，释放溶酶体酶而引起组织损伤，产生临床症状。其过程与伏邪的形成及致病过程相似，产生的 IgE 抗体、特异的致敏淋巴细胞相当于伏邪。故在此主要尝试采用脏腑风湿学说认识寒湿型慢性湿疹。

2. 运用脏腑风湿理论探讨寒湿型慢性湿疹的病因病机

（1）风、寒、湿外袭是必要外因：《素问·至真要大论篇》指出："夫百病之生也，皆生于风、寒、暑、湿、燥、火，以之化之变也。"说明大多数疾病，包括慢性湿疹，均由外感六淫之邪而引发。风为百病之长，寒邪、湿邪多依附于风邪而侵犯人体。巢元方在《诸病源候论·疮病诸候》中阐述："凡诸疮生之初，因风湿搏于血气，发于皮肤，故生也。若久不瘥，多中风、冷、水气。"又云："干癣……皆是风湿邪气，客于腠理，复值寒湿，与血气相搏所生。若其风毒气多，湿气少，则风沉入深，故无汗，为干癣也。"汪机在《外科理例》中描述季节性湿疹："一人每至秋冬，遍身发红点如薇，作痒，此寒气收敛膜理，阳气不得发越，怫郁内作也。"《医宗金鉴·血风疮》曰："血风疮……外受风邪，袭于皮肤，郁于肺经致遍身生疮。"清代医家沈金鳌在《杂病源流犀烛·湿病源流》中曰："湿之为病，内外因固俱有之。其由内因者，则脾土所化之湿……水盛化为寒湿……其由外因者，则为天雨露、地泥水、人饮食与汗衣湿衫。"综上可见，寒湿型慢性湿疹乃风寒湿邪入侵肌肤，日久不解而成，且具有冬季发作或加重的特点，肺及脾胃受邪亦是其形成的重要原因。

风善行数变，"风盛则痒"，故寒湿型慢性湿疹多具瘙痒难耐、发无定处的特点。寒性收引、凝滞，故常伴有无汗或少汗、皮疹色淡红或暗红的症状。寒湿外犯肌肤，则见皮疹抓挠后渗出明显；寒湿困脾，则见纳呆、脘腹胀满等；湿性黏滞，故病情缠绵难愈。

（2）寒湿内伏、脾失健运是核心病机：寒湿本于水液，《素问·经脉别论篇》曰："饮入于胃，游溢精气，上输于脾，脾气散精，上归于肺，通调水道，下输膀胱，水精四布，五经并行。"这是中医学对人体正常水液代谢过程的认识，也是论湿与治湿的主要理论根据之一。其指出人体正常水液代谢需要脾、肺、肾三脏协调完成。三者之中，以脾为关键。脾位于中焦，在水液代谢中起中轴作用，湿多责之脾，故《素问·至真要大论篇》云："诸湿肿满，皆属于脾。"脾气健旺，功能正常，水饮得输，津液得布，不留不聚，就无"寒湿"可言。

若感受自然界风、寒、湿邪或饮食寒凉之物，通过胃肠道侵犯人体，常先困脾，导致脾阳被郁，健运失职，不能驱邪外出，而使寒湿内停。寒湿为阴邪，久则易伤脾阳，不能行其津液，水谷精微不能输布，湿自内生，从寒而化，则为寒湿之证。《金匮要略心典·痉湿暍篇》言："中湿者，亦必先有内湿而后成外湿。"

内有脾阳不足，寒湿内停，外复感风寒湿三邪，发越不畅，郁于肌表，则发瘙痒、丘疹，湿郁而更见糜烂、渗液。正虚邪恋，内外寒湿邪气互相影响，恶性循环，使邪伏脾胃而成为痼疾。脾在体合肌肉、主四肢，寒湿循经外犯肌肤，则易发为四肢部湿疹；寒湿阻滞经脉，气血运行失常，日久易生痰、生瘀，肌肤失于温煦濡养，则见皮疹暗红、肥厚、脱屑；脾土与肺金为相生关系，若脾土被寒湿所困，生化无权，则导致肺气不足，皮毛不固，易感受风寒湿邪。正如李东垣所言"内伤脾胃，百病由生"。

（3）肺失宣降、玄府郁闭是致病关键：狭义的"玄府"指汗孔，即卫气汗液泄越的孔道，其遍布全身皮肤之中。刘完素借助汗孔通行气液的功能，将玄府的意义不断延伸，《素问玄机原病式》中言："玄府者，无物不有，人之脏腑皮毛，肌肉筋膜，骨髓爪牙，至于世之万物，尽皆有之，乃气之出入升降之道路门户也。"广义的玄府是连接人体内外的微小通道，具有防御、流通营卫、升降气机、灌注血液、输布津液的功能。《丹溪心法》中言"气血冲和，万病不生，一有怫郁，诸病生焉，故人身诸病多生于郁"，寒湿型慢性湿疹患者的皮损多表现为干燥脱屑、少汗或无汗、浸润肥厚、苔藓样变，是因气机的运行、气液的流通、气血的渗灌郁滞不畅所致。慢性湿疹的病理变化主要为棘层增厚，表皮突显著延长，并有角化过度及角化不全，在表皮内可能尚有轻度的细胞间水肿。真皮上部显示轻度血管周围炎性浸润，以淋巴细胞居多，且尚有嗜酸性粒细胞及纤维细胞，毛细血管数目增多，内皮细胞肿胀和增生。这些病理变化也佐证了寒湿型慢性湿疹患者玄府郁闭的病机特点。

肺主皮毛，与玄府密切相关。若肺气充足，功能正常，则卫阳温煦，营阴和调，腠理致密，玄府通畅，肌肤柔润而光泽，不易受邪。寒湿型慢性湿疹的发生与肺密切相关，肺为娇脏，不耐寒热，风、寒、湿邪可通过口鼻直接侵犯肺表，肺失宣降，玄府开合失常，营卫失和，此时若加之冒雨、水中作业、居住潮湿等，则风寒湿邪亦可通过玄府侵入肌表。另外因肺失宣降，失去行水之能，水道不通，则可致水液输布和排泄障碍，加重寒湿内停。寒湿停滞于肌腠脉络之间，可致玄府阳气郁闭，郁结不散，与气血搏结而发为湿疹，故《素问·调经论篇》言："寒湿之中人也，皮肤不收，肌肉坚紧，营血泣，卫气去。"

（4）伤阳是主线：脏腑风湿始终以伤阳为主线，每发作一次，便伤阳一次，最终导致阳气衰败。这与临床相符，寒湿型慢性湿疹患者常伴有畏寒、喜温喜暖、脘腹胀满、尿清便溏、舌淡胖或暗边且有齿痕等不同程度的脾阳虚症状。寒湿内伏脾胃，先伤脾阳，脾为后天之本、气血生化之源，肾为先天之本，先天之本需要靠后天之本的濡养，所以脾阳虚患者日久可导致肾阳虚，出现腰膝酸软、畏寒肢冷、水肿、男子阳痿早泄、女子宫寒不孕等症,即所谓"久病入肾"。

另外,部分患者虽然表现为湿热证,如皮疹潮红灼热、浸润明显,以及口干、燥热、舌苔黄腻等,但其本质是阳虚寒湿。《素问·玉机真脏论篇》言:"风寒客于人,使人毫毛毕直,皮肤闭而为热。"风寒湿邪外束肌表,卫阳不足,无力驱邪外出,郁而化热,则表现为皮疹潮红灼热等热象。脾阳不足,寒湿困脾,阳气被遏于脾土之中,升发受阻,内不得疏泄,外不得透达,而成内热,则见口干、燥热、舌苔黄腻。对于"真寒假热"的判断,一般而言,内外不符信内,上下不符信下。这类患者虽有热象,但伴喜温喜暖、渴喜热饮、大便溏泻、腰膝畏寒、舌淡胖或暗且边有齿痕,以及脉沉紧、弦、迟或濡或缓等特点,本质仍为阳虚寒湿。

3. 运用脏腑风湿理论探讨寒湿型慢性湿疹的治疗

对于脏腑风湿相关疾病,外邪侵袭是起病首因,邪留不去、肺失宜降更是致病关键,故驱邪外出、给邪出路是治疗的首要任务,正如《钱塘医话》所云:"凡属有病,必有留邪,须放出路,方不成痼疾。"邪气内伏于脾胃,外复感风、寒、湿邪后,新感引动伏邪,发越不畅,郁于肌表,则发为湿疹,故当标本兼顾,内外分消而治。

(1)调理脾胃、温脾散寒、淡渗利湿以固其本:寒湿困脾是寒湿型慢性湿疹的核心病机,其中以湿邪最为缠绵,除湿的关键在于脾,只有脾阳健运,升降有序,湿有去路,无湿则风不驻、寒易出,才能达到治本的目的,故调理脾胃、温脾散寒、淡渗利湿是其第一大法。可重用温中散寒药,如草豆蔻、干姜、高良姜、小茴香、吴茱萸、蚕沙等,并配茯苓、泽泻等淡渗利湿之药,使寒湿温化或从小便而去。若寒湿中阻,气机不畅,可加厚朴、陈皮、木香;若湿浊较重,可加苍术、半夏、陈皮等燥湿降浊药,或藿香等芳香化湿醒脾药;若脾胃气弱,加黄芪、甘草,或合四君子汤;升举脾阳常选柴胡、葛根、升麻。另外,还需佐以祛风除湿药,如羌活、独活、防风等,一方面取祛风能胜湿之意,另一方面可直接发散外感客于胃肠表的风、寒、湿邪。

常用方剂可选升阳益胃汤、升阳除湿防风汤、中满分消汤、苓桂术甘汤、藿香正气散等。其中王玉玺教授自拟升阳除湿防风汤加味(防风、乌药、小茴香、当归、川芎各10g,苍术、焦白术、青皮、赤芍、半夏、白鲜皮各15g,茯苓、地肤子各20g,吴茱萸、甘草各6g)治疗寒湿性湿疹,疗效显著。

(2)宣肺解表、辛温发汗、开通玄府、驱邪外出以治其标:肺卫、肌表为外感寒湿的重要途径,寒湿型慢性湿疹患者多具有无汗或少汗的特点,其主要原因是肺失宜降,玄府郁闭,皮肤排汗不畅,水湿之邪郁阻皮肤,故当辛温发汗,开通玄府,因势利导,使邪从表而解,正所谓"病的来路就是病的去路"。常用麻黄配桂枝、白术以散寒祛湿。若湿邪较显著，重用羌活、独活、防风等祛风胜湿药，正如仲景言："若治风湿者，但微微似欲出汗者，风湿俱去也。"

常用方剂有麻黄加术汤、麻黄附子细辛汤、九味羌活汤等。张里德等治疗寒湿型湿疹用麻黄附子细辛汤加减：麻黄 8g，熟黑附子 10g，细辛 5g，蚕沙 15g，甘草 5g，白鲜皮 10g，羌活 10g，独活 10g，蝉蜕 10g，防风 15g，苍术 15g，土茯苓 20g，地肤子 10g。水煎服 2 剂患者已有好转；原方不变，再进 2 剂，病愈大半；守方略做增减，又服 3 剂后痊愈。

（3）时时顾护阳气，不忘通阳：寒湿型慢性湿疹以伤阳为主线，故应时时顾护阳气。寒湿型慢性湿疹患者早期阳气受损较轻，以脾阳被郁为主，当升举阳气，发越郁火以通阳，用柴胡、升麻、葛根发越阳明之火，用羌活、防风发越太阳之火，用独活发越少阴之火。方剂可选升阳散火汤、升阳益胃汤等。中期以脾阳虚为主，需温补脾阳以通阳，药用干姜、高良姜、小茴香、桂枝、吴茱萸等，方选理中汤、五苓散、实脾饮等。后期常伴有肾阳虚，则需温补肾阳以通阳，药用附子、肉桂、干姜、炮姜、淫羊藿、巴戟天、鹿茸等，方选麻黄附子细辛汤、真武汤、金匮肾气丸等。另外，对于久病寒湿瘀阻较重者，除温补阳气外，还需加搜风除湿、化瘀通络药以通阳，可选全蝎、蜈蚣、乌梢蛇、鸡血藤等，方用桃红四物汤、乌蛇荣皮汤、当归四逆汤、阳和汤等。欧阳卫权用真武汤加减［熟附子（先煎）40g，干姜 20g，苍术 10g，茯苓 20g，淫羊藿 20g，砂仁 10g］治疗小腿部慢性湿疹伴倦怠乏力、怕冷者。3 剂后患者皮疹瘙痒减轻，精神好转；继守 20 剂，诸恙全消，精神振奋。

4. 验案举隅

（1）患者，男，84 岁，2018 年 4 月 25 日初诊。

现病史：患者数年前无明显诱因小腿、足背起暗红斑块，在外院服中西药治疗，效欠佳，皮疹时轻时重。1 周前皮疹突然加重，局部破溃、流水、不痛、不痒，口干，小便少，大便略干，夜尿多，面色㿠白。查体：双小腿、足背紫暗斑块，伴溃疡、结痂，渗出明显，中度可凹陷性水肿，局部皮温稍低；足部痛风结节破溃；双小腿轻度静脉曲张。舌淡红、有齿痕，苔黄腻，脉弦、尺沉。

既往史：曾患陈旧性心肌梗死、支气管哮喘、高血压、痛风、前列腺癌，否认糖尿病病史。

西医诊断：湿疹。

中医诊断：湿毒疮（寒湿瘀阻证）。

治法：温阳除湿，化瘀解毒。

方药： 茯苓 30g　　　　猪苓 30g　　　　泽泻 10g　　　　白术 30g

| 苍术 20g | 桂枝 10g | 厚朴 10g | 陈皮 20g |
| 当归 20g | 玄参 10g | 金银花 10g | 生黄芪 15g |

7 剂，水煎服，每日 1 剂，早晚分服。

外用硼酸溶液湿敷患处，每日 2 次，每次 15 分钟；派瑞松软膏，每次 2g，每日 2 次。

2018 年 5 月 2 日二诊：家属代诉水肿、溃疡明显好转，无痒痛感，大便正常，拍照可见紫暗皮疹减轻，肿减，溃疡愈合，无渗出，面色暗黄，舌暗、有齿痕，苔黄腻薄。依前法，上方中黄芪改为 20g，加地龙 15g、路路通 10g、薏苡仁 30g，14 剂，服法同前。

2018 年 5 月 16 日三诊：患者紫暗皮疹明显减轻，溃疡愈，肿胀轻，局部皮温低，大便干，3 日一行。B 超提示静脉反流。舌质稍红、有齿痕，苔白厚，脉弦。

方药：
茯苓 30g	猪苓 20g	泽泻 10g	苍术 30g
白术 30g	桂枝 10g	麻黄 6g	炮姜炭 10g
地龙 15g	巴戟天 20g	黄芪 15g	
鹿角胶（烊化）10g			

14 剂，服法同前。

2018 年 5 月 30 日四诊：患者皮疹基本痊愈，色素沉着变浅，无渗出，面色改善，双小腿轻度凹陷性水肿，小便少，口干，足底凉，大便正常，舌质稍红、苔白燥，脉细弱、右寸浮。

方药：
茯苓 30g	牡丹皮 10g	泽泻 10g	牛膝 15g
车前子 30g	山茱萸 10g	熟地黄 20g	山药 30g
肉桂 6g	桂枝 10g	猪苓 30g	麻黄 3g
炮姜炭 10g	黑附片（先煎）30g	鹿角胶（烊化）10g	

14 剂，服法同前。后随访患者，皮疹、水肿持续消退。

按： 该患者本属阳虚寒湿证，但初诊时见苔黄腻之热象，此因寒湿困脾，阳气被遏于脾土之中，升发受阻，内不得疏泄，外不得透达，而成内热，其本质仍为阳虚寒湿。急则治其标，故先予五苓散合平胃散加黄芪通阳利水、健脾除湿，佐以四妙勇安汤清热解毒、活血通络。二诊时，加大黄芪用量以利尿消肿，另以黄芪配地龙、路路通、薏苡仁健脾升阳，补气活血。三诊时，患者热象已不显，缓则治其本，予五苓散合阳和汤加减以温阳散寒除湿，麻黄配桂枝以开玄府、解郁闭，使寒湿邪气从内外分消而解。四诊时皮疹已基本缓解，当温补肾阳、培元固本以防变，故用金匮肾气丸合阳和汤化裁以收功。

（2）患者，女，39 岁，2012 年 10 月 16 日初诊。

主诉：患者周身皮肤起疹伴瘙痒 6 年，加重半年。

现病史：患者 6 年前出现周身皮肤起疹伴瘙痒，西医诊断为湿疹，经中西医治疗可暂时控制症状，但每于冬天遇风寒、热天吹空调或吃冷饮则症状加重。近半年皮疹及瘙痒症状逐渐加重，遂前来就诊。现患者面色晦暗，口唇青紫，走进诊室时两肩下垂，含胸拔背，呈有气无力状，局部症状以皮损处瘙痒为主，饮食不香，大便时干时稀，眠差，舌淡白、偏小，苔光滑，脉沉细。

西医诊断：慢性湿疹。

中医诊断：湿疮（脾胃虚寒，寒湿阻络证）。

治法：健脾利湿，扶阳解表。

方药：

党参 15g	白术 30g	干姜 6g	法半夏 15g
橘红 15g	荆芥 30g	防风 30g	茯苓 30g
独活 20g	羌活 20g	桔梗 15g	薄荷 20g

7 剂，每日 1 剂，饭后半小时服 200ml。

嘱患者忌冰饮、冰食，忌熬夜，生活规律。

2012 年 10 月 23 日二诊：患者服第 3 剂药时已能入睡 7 小时，瘙痒减轻大半，故将上方中白术改为 60g。

此后以上方加减调理 50 天左右而愈，随访 5 年未发病。

按：寒湿型湿疹患者多面色暗黄或晦暗，舌淡，苔白或腻，或苔薄滑而夹杂黄苔等，脉多细、多沉与涩等，反映出寒湿型湿疹具有脏腑风湿的特点，因而祛寒除湿是治疗本病的最佳选择。对于内寒及内湿可温、可渗、可燥，对于外寒及外湿可散、可通。方中所用二陈汤温中化痰，且重用白术以利湿健脾。大剂量白术是中焦利湿燥湿的良药，且无碍脾之弊。二陈汤合理中汤以温中除湿，荆防败毒散外散在表之寒湿，内外兼顾，故取得良好疗效。

（三）特应性皮炎

1. 脏腑风湿学说与特应性皮炎的相关性

特应性皮炎（atopic dermatitis，AD）是一种慢性、复发性、遗传性和过敏性皮肤病。AD 病程迁延，常易复发，且瘙痒剧烈，严重影响患者生活，分为急性期、亚急性期及慢性期，是皮肤科难治病之一，目前尚无有效的根治方法。中医辨治 AD 多从风、湿、热、燥等角度入手，取得了一定疗效。

中医学认为，风、寒、湿邪侵袭人体之表是基础病因，而热、火、燥、瘀、毒是继发的病机。风、寒、湿邪尚未侵袭脏腑，仅停留于肢体官窍者，如诸皮肤病，虽不属脏腑风湿病，但可依据脏腑风湿学说治疗。

2. 运用脏腑风湿学说探讨特应性皮炎的病因病机

（1）正气不足，邪气内伏：肌表、肺表、胃肠表均为人体之表，卫气循行其间，是人体抵御外邪的屏障，外邪可从此三表侵袭人体。"谷入于胃，以传于肺，五脏六腑，皆以受气……其浊者为卫"，脾胃乃水谷之海，营卫所依，若脾胃失健，水谷不化，则卫无以生。《素问·痹论篇》曰："卫者……循皮肤之中，分肉之间，熏于肓膜，散于胸腹。"卫无以生，不能御护皮肤、分肉、肓膜、胸腹，"两虚相得，乃客其形"，则邪气内伏，伺机而发。

（2）风寒湿邪，束于二表：风本属六气，因两虚相得而为贼邪。中医学认为"无风不作痒""诸痒皆属于风"，历代医家亦多有论述。《灵枢·刺节真邪论》云："虚邪之中人也，洒淅动形，起毫毛而发腠理。其入深……搏于皮肤之间，其气外发，腠理开，毫毛摇，气往来行，则为痒。"阐述了风邪与卫气相搏，卫气循行紊乱致痒的机制。寒属六气，为天之四时五行而生。若逢太阳司天之年，或久居风寒之处，则寒气太过而伤人。"病在阳，应以汗解之，反以冷水濺之。若灌之，其热被劫不得去……肉上粟起。"可见风寒束表，玄府郁闭可致丘疹形成。胃为水谷之海，脾为仓廪之官，水谷之寒，脾胃首当其冲受之。天地二气熏蒸即为湿，若逢岁土太过、岁水不及，或久居湿处，则易外感湿邪，"地之湿气，感则害皮肉筋骨"。而湿性黏腻，阻滞气机，湿邪蕴阻肌表，营卫运行不畅，气机宣泄不得而致瘙痒。湿邪流注肌表，则可见皮损渗出。胃表为人体之表，饮食之湿亦由胃表侵袭。由此可见，风寒湿邪侵袭肌表及胃肠表，是 AD 发病的重要因素。

（3）脾胃素弱，邪伏久积：小儿脏腑娇嫩，形气未充，脾常不足，脾胃虚弱是小儿特应性皮炎的主要病因。《灵枢·天年》曰"以母为基，以父为楯"，从中医角度阐明了遗传的过程。母体怀娠之时，过食生冷、肥甘、腥发之物，寒湿之邪从胃肠表直入脏腑，寒湿生痰，困阻脾胃，遗于胎儿。胎儿感受母体寒湿之邪，先天脾胃不足，出生后难以运化母乳及食物，聚而成痰生湿，留于脾胃，邪气伏于其间，每因饮食不节或复感外邪，引动伏邪而发为过敏性疾病。

无论渗出性皮损还是干燥性皮损，均以湿邪贯穿始终。脾与湿邪在五行中同属土，同气相求，外湿侵袭皮肉，亦可困脾。脾胃同秉中土而生，胃为人体之表，饮食之寒湿可由胃表直中脾脏。《素问·经脉别论篇》云"饮入于胃，游溢精气，上输于脾。脾气散精，上归于肺""肺朝百脉，输精于皮毛"，阐述了水谷精微荣养皮肤的生理过程。水谷精微与湿同类，若脾胃运化不足，则水谷聚而成湿，湿为阴邪，易困脾阳，脾阳愈伤，运化愈失，湿邪愈聚，形成恶性循环，水谷精微不能布散周身，则肌肤失养、干燥瘙痒。研究表明，半数以上的 AD 患者均有皮肤干燥，可见其寒湿之邪伏于脾胃久久不去。

临床上，AD患者因久居阴冷潮湿之所，或贪冷气，或进食生冷、肥甘之物，而使症状加重，常有口唇三角区苍白、鼻梁青、面色萎黄、口气臭秽、挑食、大便溏泄或干臭，以及舌淡胖、苔白腻等特征。脾在窍为口，其华为唇四白，脾不散精则其色苍白。青本为肝主色，小儿脾常不足而肝旺盛，木强侮土而致鼻梁色青。脾不足则脾色外露，见面黄。寒湿阻于胃肠则大便溏泄；寒湿化热，热结肠道，则大便干臭，秽浊之气上泛则口气臭秽。

（4）继发郁热，显象于外：肌表为腠理之所在，营卫气机出入其间，津液精微灌注于此。"风寒客于人，使人毫毛毕直，皮肤闭而为热"，说明风寒邪气郁闭肌表，气机出入不利，可形成郁热。"湿家之为病，一身尽疼，发热"，湿为阴邪，本不发热，其性黏滞，阻于肌表，卫气不行，郁而化热。脾胃同秉大气中土而生，土气运化则脾升胃降，若寒湿蕴阻，土气填实，则升降失司，气机壅滞，郁而化热；同时，气机升降失常，寒热交通不畅，亦可致热郁于外，产生红热之象。人以天地之气生，四时之法成。心布于表、属火，火性宣通；肺主皮毛、属金，金性敛降。玄府之开因心火宣通，阖由肺金敛降。AD婴儿期皮损多见热象。小儿乃纯阳之体，寒湿易于化热，且小儿心常有余，肺常不足，热与火相合，复与湿相加，宣通太过而玄府开，津液泄，湿邪流布，则见渗出、糜烂等一派红热之象。

3. 透散伏邪、调节升降的治疗大法

部分婴儿期AD患儿可随年龄增长自行缓解，此因小儿先天脾常不足，若后天小儿自然生长，脾胃健旺，卫气充足，或治疗得当，驱风寒湿邪外出，则可缓解而不复发。若后天失养，或多用清热燥利渗湿之药，耗伤正气和阴津，则可迁延至儿童期，出现亚急性、慢性皮损，渗出倾向少。若治疗不当，则继续迁延至青少年和成人期。

伏邪致病，治疗时考虑发病的初始因素，以透散伏邪贯穿治疗始终。AD患者主要从肌表、胃肠表感受风寒湿邪，《素问·皮部论篇》曰："邪客于皮则腠理开，开则邪入客于络脉，络脉满则注于经脉，经脉满则入舍于腑脏也。"《医宗金鉴》曰："腠者，一身空隙……理者，皮肤、脏腑内外井然不乱之条理也。"可见胃肠表中亦有腠理，邪气传变亦遵循"腠理–络脉–经脉–腑脏"的规律。所以，从肌表、胃肠表祛邪，不仅可及时截断邪气，还可将伏邪从肌表透散而出。

升降出入，无器不有。地面土气居中，为大气升降的交合。五脏禀天地之气而生，脾胃居中如轴，四维如轮。脾升胃降，则中气成而轴动轮转。AD患者因风寒湿邪伏于肌表、脾胃，脾胃升降失常、运化失常所致，故应恢复脾胃运化、调理气机升降。例如，有医家应用四君子汤合马齿苋汤加减治疗小儿异位性皮炎，健运脾胃，扶正祛邪。

寒湿蕴于胃表，宋坪教授在临床中常辨证应用小儿化湿汤、升阳散火汤和升阳益胃汤治疗 AD。小儿化湿汤出自《朱仁康临床经验集》，是朱老治疗儿童期 AD 的主要方剂。升阳散火汤、升阳益胃汤同出自李东垣《内外伤辨惑论》卷中，治疗脾胃气虚，寒凉致使阳气郁遏于中焦之内热。

（1）小儿化湿汤：用于治疗湿邪偏重，多伴见纳差、腹胀、便溏，或鼻梁青、面色黑黄无华，属寒湿蕴脾证者，多采用小儿化湿汤加减健脾除湿，从胃表驱邪外出，临床取得了一定的疗效。方中苍术、陈皮健脾理气燥湿，茯苓、泽泻淡渗利湿，六一散清热利湿不伤阴，炒麦芽消食和中。嗳腐吞酸、大便臭秽者，临证多加焦三仙、炒谷芽、炒麦芽生发脾胃，消食化积，再加莱菔子行气消导；纳差肢冷，大便溏泻者，临证可加入理中丸温中健脾。

（2）升阳散火汤：出自李东垣《内外伤辨惑论》卷中，其证为脾胃虚，风邪盛，郁热轻，寒湿微。此类患者常有瘙痒剧烈、皮损淡暗、纳差、腹胀、舌胖淡、苔白腻略黄、脉沉细等临床表现。方中柴胡疏肝升陷，升麻气味轻清，可畅阳外出，二者合用，苦甘而寒，可燥湿清热。脾与胃合，阴从于阳，葛根可升腾胃阳，阳健则脾阴亦起也，且其辛甘和散，可活气血。麻黄苦温走表，通腠理，祛风邪。防风乃风中之润药，可通疗诸风，风剂散湿，故又可燥脾泻湿，亦可引清阳上达。羌活辛温，善行气分，升而能沉，可发表邪而理游风。独活善行血分，沉而能升，缓而善搜，可助表虚、理伏风。人参、甘草色黄属土，能补脾胃，调中气。白芍泻脾土，固腠理，敛阴气。诸药相合，恢复脾胃升降，固表搜风，驱伏邪外出。

（3）升阳益胃汤：其证为脾虚甚，风邪盛，郁热重，寒湿聚。此类患者通常瘙痒剧烈，皮损热象明显，食用寒凉之品易使症状加重，伴有腹胀满、便溏等症状，常见舌胖苔黄腻、脉沉滑。本方为升阳散火汤去提升中气的升麻、葛根，加入白术、茯苓、泽泻、黄芪、半夏、陈皮、黄连。白术苦温，入脾胃，能固中气，御外湿；茯苓、泽泻可升阴液而降痰浊；黄芪甘温补脾，能固表虚，盈腠理；半夏祛湿化痰；黄连苦寒燥湿，亦可调胃益肠；陈皮行滞气，泻郁满，扫痰涎。本方更偏重益气补脾、清热除湿化痰。

总而言之，健脾胃、祛伏邪是治疗 AD 的关键。皮损消退后，饮食仍不可大意，需谨合五味，才可骨正筋柔，气血以流，腠理以密，从而免除外邪侵袭。

4. 验案举隅

患者，男，25 岁，2018 年 7 月 18 日初诊。

主诉： 面部、躯干、四肢瘙痒 10 年。

现病史： 患者 10 年前无明显诱因面部、躯干、四肢出现针尖大小红色丘疹，瘙痒，伴少量渗出，于外院诊断为"湿疹"，先后予中西药治疗，效果不显。

现症见面部、躯干及四肢有手掌大小淡红或暗红斑片，尤以肘窝偏重，瘙痒剧烈，影响睡眠，未见明显渗出，皮肤干燥、粗糙。舌胖、边尖红，苔白腻略黄，脉沉细。辅助检查：免疫球蛋白 E＞2500U/ml。

既往史：有过敏性鼻炎、过敏性哮喘病史。

西医诊断：特应性皮炎。

中医诊断：四弯风。

辨证：风邪蕴表，寒湿困脾，郁久化热证。

治法：升阳散郁，健脾祛湿。

处方： 升麻 15g　　柴胡 15g　　苍术 30g　　葛根 20g
　　　　荆芥 20g　　防风 10g　　白芍 20g　　羌活 15g
　　　　党参 15g　　陈皮 30g　　茯苓 10g　　泽泻 10g
　　　　焦三仙各 20g

7 剂，水煎服，早晚分服。外用龙珠软膏，每天 1 次。

2018 年 8 月 8 日二诊：患者诉已停用抗组胺药物，瘙痒减轻，专科查体见面部、躯干、四肢淡红斑片变薄，瘙痒减轻，未见明显渗出，皮肤仍干燥、无渗出，纳眠可，二便调。舌暗红、苔黄厚，脉沉细。守上方加黄连 6g、白鲜皮 30g，14 剂，服法同前。

2018 年 9 月 16 日随访：患者皮损明显减轻，胸部仅存毛囊性红色丘疹。

按：本例患者虽然有淡红色皮损，苔白腻略黄，似有热象，但究其沉细脉象，实以气血不足为本。脾胃不足，寒湿伏留，郁而化热，里寒表热，本虚标实，当从脏腑风湿角度论治，祛除伏于肌表的风邪和胃表的寒湿之邪。患者瘙痒剧烈、苔白腻略黄，属风邪盛，郁热轻，寒湿微，故用升阳散火汤合小儿化湿汤加荆芥，加强健脾利湿、升清降浊之功。二诊时患者寒湿去，但热象显，故加苦寒之黄连、白鲜皮，黄连清热燥湿，白鲜皮祛风除湿止痒。

（四）雷诺病

雷诺病是发生于肢端的一种血管功能障碍性疾病，多因情绪紧张或遇冷而使四肢末端的小动脉发生阵发性痉挛，进而肢端皮肤因缺血而依次呈现出苍白、发绀、潮红的颜色变化，并常伴有湿冷感、刺痛感、麻木感，但在温暖后可恢复正常。若发作时间过长亦可使肢端皮肤出现营养障碍，甚至发生溃疡或坏死。另外，由某些原发性疾病所继发，且与雷诺病早期临床表现基本相同的一组症状，被称为雷诺现象，此类疾病转归、治法治则常与原发病相关，故多从原发病论治。

1. 脏腑风湿学说与雷诺病的相关性

中医学中无确切疾病与雷诺病直接对应，医家多将其归属于"寒厥""四肢逆冷""脉痹"等病症范畴，如《素问·厥论篇》所谓"阳气衰于下，则为寒厥"，又如《诸病源候论》所谓"经脉所行皆起于手足，虚劳则血气衰损，不能温其四肢，故四肢逆冷也"，再如《医宗金鉴》所言"脉痹，则脉中血不流行，而色变也"。该病初起时仅见双手微有僵硬感；中期可在遇外邪（如冷风、冷水）后，指端皮肤出现发白、发暗的变化，伴肢端僵硬、麻木或疼痛；后期可见手掌变乌、变黑，伴冷痛感及其他慢性虚损性症状。

由此可见，雷诺病的临床症状多以四肢为主，或伴有部分慢性虚损性症状，有学者认为，外邪尚未侵袭脏腑，仅停留在肢体官窍的痹证，虽不属于"脏腑风湿病"的范畴，但可从脏腑风湿的角度论治。雷诺病的发病部位在四肢末端，此时风、寒、湿邪虽尚未侵袭脏腑而形成脏腑风湿病，但往往是在脏腑功能低下的情况下，反复感受风寒而发生，亦因感受风寒而反复或加重，且该病多具有缠绵反复、顽固难愈的临床特征。因此，发生于肢端的雷诺病虽不属于脏腑风湿病，但与脏腑风湿病的发生、发展极为相似，可从脏腑风湿的角度论治。

2. 运用脏腑风湿学说探讨雷诺病的病因病机

（1）阳气虚弱为患病之基："邪之所凑，其气必虚"，该病多以阳气虚弱为基础，若再逢外寒侵袭，则寒邪为害甚于平常，寒邪可凝滞血脉，阻滞气血的运行，使肢端皮肤色见苍白。若遇温暖则色转潮红，此为阳气复通，血脉得复。复通所需时间的长短则与阳气的多少呈正相关，阳气尚多者可片刻恢复；若阳气稀少，则血脉长时间不得复通，皮肉筋骨不得濡养，肢体之"形""用"受限，而表现为肢端萎缩、短缩，关节畸形，骨死肉腐，或笨拙、僵硬等症。久而久之则由感觉障碍、功能障碍的肢体病变发展为多脏器受损的脏腑疾患，如硬皮病、红斑狼疮等结缔组织病早期仅表现为单纯的雷诺现象。

（2）寒邪侵袭为发病要素：雷诺病的发生多为受冷所致，如气温骤降、涉水淋雨、汗出当风。寒为阴邪，可以损伤阳气；寒性凝滞，外可凝滞皮肤，内可凝滞脏腑。外受寒邪，则血脉凝滞，全身气血必奋力调动，纵然血量增加，而瘀滞之象却不为所动，故表现为肢端肤色由白变为青紫，同时局部皮温降低而出现湿冷感。血瘀则不通而痛，气阻则不荣而痛，因此患者常常有肢端麻木疼痛感。此外，或因久食寒凉，或因中阳虚损，均可使得寒邪内生。"脾胃为轴，四维为轮"，内生之寒既可继续损伤阳气，又可外达于四末而痹阻气血，久而可发为四肢厥冷之症。若患者精神紧张、情绪激动，使气机逆乱，血行不畅，阳气郁于内而不能达于四末，亦可出现四肢厥冷的表现。

（3）伏邪为致病关键：无论是外受寒邪，还是内生之寒，若失治、误治，均可使寒邪留着，盘踞某处，成为"伏邪"。寒邪内伏，痹阻血脉，进而与痰瘀相合，可内伤脏腑，亦可在外邪的引动下使疾病反复发作。据临床观察，雷诺病患者冬季病情较重，常伴有脾肾阳虚的症状，因此时更易受风寒羁绊，内外相合，循环往复，而使症状愈甚，伏寒一旦形成，不会因郁热而消，反渐积渐累，始终缠绵，其不去则人不愈。雷诺病患者在早期常见皮肤发凉、畏寒无力、舌苔薄白等寒象，病程单一，治疗时自然而然从寒入手，法能取效；但若患病日久，情志、瘀血胶着，可郁而生热，而见热象，甚至发生溃疡、坏疽等坏病，此时医家不可只注意今日之热，不顾昨日之伏寒。

（4）缠绵反复的瘀、热、湿使疾病趋于复杂化：首先，瘀血贯穿始终，正如王清任所言"元气既虚，必不能达于血管，血管无气，必停留而瘀"。反复感邪，寒凝血脉则瘀血生，久病亦生瘀，所以患者瘀象明显，发绀为瘀之典型表现，虽症见皮色复原，但瘀阻已成，所以活血通络之法则要时时谨记。其次是郁热。若患者情志变化，五志过极可化为热象，故每每出现精神紧张、情志变化均可使疾病复发或加重；若寒郁或瘀结日久，皆能致脉络郁而化热，郁结日久必然导致热象、腐象，可见肢端肿胀、疼痛，甚至出现局限性浅表溃疡。所以越是疾病后期，越应托毒与扶正兼顾，解毒与温阳共施。最后是内湿。脾虚运化失职导致湿浊内生，湿盛可损伤阳气，故"湿"不仅为津液不化所形成的病理产物，同时湿浊困脾，甚则累及于肾，这时湿气又成为加重疾病的使动因素。

3. 温阳祛寒的基本治法

脏腑风湿学说强调，在治疗时要重视病初所伤之邪。就雷诺病而言，当在温阳补气养血的基础上散寒祛湿。而众多皮肤科专家在治疗雷诺病时亦多从此法入手，在温阳祛寒的同时，兼以化瘀、清热、理气、养血，这与脏腑风湿学说不谋而合。

燕京学派赵炳南先生认为本病是因为脾肾阳虚，兼感寒邪，最终阳气衰微不能温煦四肢而发病，且将本病分为气虚型和血虚型，但无论何种证型，治疗均将温经通络法贯穿其中，常用附子、细辛、麻黄、干姜等药物发挥温煦作用。四川省名中医梁开发认为，阳虚寒凝，四肢末端气血虚滞，脉道失于温养是雷诺病发病的基本机制，临床以温经汤加减治疗雷诺病 23 例，总有效率为 82.61%，提示温阳以祛伏寒对雷诺病有较好的疗效。黄春生教授认为该病是在脾肾阳虚的基础上外受寒邪侵袭而发，又据本病证候特点将其分为寒凝血脉、脾肾阳虚、血脉痹阻、血瘀肉腐 4 个基本证型。在临床中黄教授多选择以补益温通为主，兼以活血通脉为辅的方案治疗，拟提出温热类中药能够扩张痉挛的血管，从物理角度阐释"温法"之功效；同时兼顾饮食疗法，认为羊肉、生姜、八角、茴香等温热食物有利于该病的恢复。

另外，据报道，借助物理之火热，使用温针治疗雷诺病效果亦佳。祛脏腑伏留之风寒湿邪乃疗疾之枢机。雷诺病日久而重，阳气愈损，可由功能不足累及周身，发展为全身多系统疾病，故及时有效的治疗尤为重要。若伤阳不甚，正不虚，邪不盛，则以邪气伏表为主，将此寒气透发于外即可，以从表散邪为妙，可予温散之法，临床常以麻黄、浮萍入药；若阳气虚损，过散则耗伤正气，然正已虚，则以温阳、扶阳、补阳固本为主，同时兼托寒外出，此时需徐徐图之，不必急于祛邪，当用温阳补气之法，常加黄芪、白术之品，从温阳托邪论治，正气足则邪外出。故无论前期畏冷变色，还是后期血败肉腐、形消肢缩，皆应始终秉承温阳大法，考量伏寒之枢机，以散邪、透邪加减化裁，循前辈足迹，处处不忘"知寒""治寒"。

4. 验案举隅

（1）患者，女，40岁，1967年8月22日初诊。

现病史：四肢末端发凉、发麻3年，时而苍白，时而发绀，尤以指端明显，冬季加重，伴疼痛，苔黄腻，脉沉细。

既往史：既往有迁延性肝炎病史8年。

西医诊断：雷诺病。

中医诊断：肢痹。

辨证：阳气不达四肢，气血不荣。

治法：温阳散寒，通络和营。

方药：当归四逆汤加减。

当归 30g	黄芪 30g	桂枝 15g	红花 12g
川芎 6g	细辛 6g	炙乳香 9g	炙没药 9g
甘草 15g	鸡血藤 15g		

5剂，每日1剂，水煎服。

1967年8月29日二诊：服上方后患者四肢疼痛、发凉均明显减轻，余症同前。近日复外感风邪全身发风团。守上方去细辛、川芎、乳香、没药，加荆芥9g、羌活9g、地龙9g，5剂，服法同前。

1967年9月4日三诊：上述症状皆好转。守上方加鸡血藤15g，5剂，服法同前。

1967年底四诊：因患者欲迁往海南生活，改用丸剂。

方药：当归 90g	桂枝 60g	黄芪 30g	红花 60g
干地龙 60g	赤芍 90g	甘草 30g	炙乳香 30g

炙没药 30g

每丸 9g，每日服 2 丸。

1 年后效佳，改当归四逆汤水丸续服，以竟全功。

按：初诊时患者本属脾肾阳虚，但因肢端血行不畅，故先治以温阳散寒、通络和营；二诊时因现风团故先治以疏风通络；三诊继以温阳，兼顾活血通络以化瘀。后加之环境温暖，内外相合获全效，可见其治"寒"之效。

当归四逆汤见于《伤寒论·厥阴病》"手足厥寒，脉细欲绝者，当归四逆汤主之"，主治营血虚寒，阳气被遏不达四末导致阴阳不相顺接而出现的手足厥冷。方中当归和血养血为君，芍药调和营卫为臣，木通通脉为佐，甘草、大枣温养脾气为使。另桂枝温通经脉，细辛外散表寒，内祛伏寒。全方温阳与散寒并用，养血与通脉共施，共奏温经散寒、养血通脉之效。另合阳和汤更是以炮姜、肉桂、麻黄等温经通脉药物治疗阳虚寒凝证。

参考文献

[1] 仝小林，刘文科，田佳星. 论脏腑风湿 [J]. 中医杂志，2013，54（7）：547-550.

[2] 仝小林.《内经》五体痹证探讨 [J]. 安徽中医学院学报，1986（1）：1-5.

[3] 杨映映，张海宇，沈仕伟，等. 仝小林"脏腑风湿论"述要 [J]. 北京中医药，2018，37（6）：519-524.

[4] 赵国荣. 有关伏邪概念的逻辑思考 [J]. 中医杂志，1997（7）：393-396.

[5] 何莉莎，刘文科，仝小林. 论脏腑风湿理论在临床中的应用 [J]. 中华中医药杂志，2017，32（5）：2087-2089.

[6] 仝小林. 论四焦八系理论体系及其临床价值 [J]. 中国中医基础医学杂志，2012，18（4）：357-359.

[7] Pietrzak A, Kadzielewski J, Janowski K, et al. Lipoprotein（a）in patients with psoriasis: associations with lipid profiles and disease severity [J]. Int J Dermatol, 2009, 48（4）：379-387.

[8] 宋坪，王晓旭，杨茂誉，等. 开通玄府、通络解毒法治疗斑块状银屑病120 例疗效观察 [J]. 中医杂志，2013，54（17）：1476-1479.

[9] 曲圣元，高云逸，宋坪. 试从脏腑风湿角度论治银屑病 [J]. 北京中医药，2019，38（12）：1204-1207.

[10] 刘莉萍，许辉，赵建华，等. 皮炎湿疹的速发型和迟发型变态反应检测

分析［J］. 中国皮肤性病学杂志，2010，24（1）：33-34.

［11］林路洋，张锡宝，孙建方，等. 三种变应性皮肤病162例血清总 IgE 和过敏原特应性 IgE 检测分析［J］. 岭南皮肤性病科杂志，2005，12（2）：91-92.

第三节　态靶辨证学说

整体观、个体化、治未病是中医学的特色与优势。但在某些方面又存在着一定的局限性，例如整体观指导下的传统中医学更多是把握刻下疾病 – 人体 – 环境三者之间的关系，但对疾病的前期潜伏态势、后期发展态势以及疾病时间轴可能会出现的结局整体把握不足，体现为"刻强轴弱"；又如中医师为患者开出专属方药，虽然是先进的个体化诊疗策略，但面对高血压及糖尿病等慢性、同质性较强的疾病时，却容易因对共性规律把握相对有限，导致疗效不稳定，可概括为"个强群弱"；再如面对起病隐匿、症状不典型的疾病时，中医学理论因对其客观的异常指标缺乏行之有效的辨治，出现"态强靶弱"的局面，导致无靶可打。

针对传统中医学上述不足，仝小林院士团队提出了以"态靶辨证"为核心的态靶医学理论体系，涵盖了"分类 – 分期 – 分证"的"病证结合"模式，以及"宏观调态和微观打靶结合"的"态靶结合"模式。

一、态靶辨证的内涵

（一）病证结合模式

在此所谓的病证结合模式，并非将中医传统病名下的辨证分型套用在西医学诊断上，而是基于西医学诊断全面审视疾病发展各阶段的规律，再按照中医学理论重新归纳核心病机，提出辨证分型与治疗策略。

例如糖尿病，古称"消渴病"，核心病机是阴虚燥热。由于现代的早诊断及专科化使糖尿病的关口前移，并且通过流行病学研究发现，肥胖是早期糖尿病患者的表现之一，而以消渴理论为指导的传统中医的辨治主要适用于晚期糖尿病，并不能指导早中期的治疗。根据现代临床实际，可将糖尿病患者按照肥胖和消瘦分为两大类型。二者均分为前期、早中期、晚期、并发症期四期，每一期再分以不同的证型。"脾瘅"属于肥胖型2型糖尿病，以伤阳为主线，前期、早中期以中满内热为核心病机，热耗气阴，晚期阴虚燥热，转为消渴；"消瘅"属于五脏虚弱的消瘦型糖尿病，以伤阴为主线。

这种"分类－分期－分证"的策略，从时间和空间上搭建了现代疾病与中医证候的桥梁，很好地弥补了传统中医"刻强轴弱""个强群弱"的不足，是现代中西医结合的关键一步。

（二）态靶结合模式

中医学重视人体内部环境平衡、稳定的状态，通过调整这种状态，达到"阴平阳秘，精神乃治"的健康目的。与健康的"稳态"相对应的就是各种"偏态"，或正气不足、抗邪无力，或病邪蓄积、邪盛于正，导致了各种疾病的发生。面对机体的各种"偏态"，中医药通过"调态"来纠偏，提高机体抗病能力，从而恢复健康的"稳态"。中医学所调之"态"，包括阴阳失衡的状态、正邪对抗的动态以及疾病发展的态势三种意义，是一个介于"病""证"之间的、对疾病某阶段进行整体概括的概念，可以包含多种与之相关的"证"，是不断变化的，体现了疾病某阶段矛盾的主要方面。在"病证结合模式"之下，通过各种"态"，在纵向上将疾病层层剥离分析，从而深化对疾病的认识并提高治疗的针对性。

"靶"借用了西医学"靶点"的概念，涵盖了中医药在宏观病症以及微观病变两个层面上的作用点。其含义包括以下三个方面：第一，对疾病有特别疗效的靶方、靶药，即"病靶"；第二，对症状缓解及体征恢复具有针对性及特别疗效的靶方、靶药，即"症靶"；第三，对于改善理化指标及影像检查具有特殊疗效的靶方、靶药，即"标靶"。仝小林院士特别强调："靶方靶药不是机械的药物罗列，而是在获得一组具有相同靶向作用的中药之后，再回归临床，根据中药药性、归经，重新归类，将之充实到态或证中去。"

这种"调态－打靶"结合的辨治模式，弥补了传统中医"态强靶弱"的不足，有利于全面、深刻地认识及治疗疾病。守中医之正，以调态为基，归靶于态；创医学之新，以病证结合，实现西为中用、中西结合的目的。

二、态靶辨证指导下的临床辨治方略

（一）辨病为本，窥探疾病之全貌

病为失衡之态，辨病论治是中医学的基本原则，但受制于古代科技水平，传统中医对于疾病多根据症状及体征进行定性、命名与辨治，缺乏对疾病早期潜伏以及后期发展态势的准确把控，对疾病的认识并不全面。随着西医学的发展，人类将更加全面地认识到疾病早期潜伏及后期发展的趋势，使治疗的介入大大提前，从而极大地延缓了疾病的进展。仝小林院士认为，在临床诊治时可以参照西医的疾病框架，以中医思维重新审视疾病的全过程。

（二）宏观辨态，厘清诸态之因果

机体原有的"稳态"被打破后，就会出现各种各样的"偏（病）态"。中医学主要以宏观思维调控人体状态，以药物偏性纠正机体"偏态"，促进机体正常生理功能的恢复。但疾病变化发展的过程，即是若干不同的"态"相互联系、相互作用所导致的。这就要求中医一方面要全面认识疾病发展的全貌，并将当下疾病发展的阶段准确定位；另一方面要找出该阶段的主要病机，而后确立对应的治法、方药。更重要的是，还要厘清与之作用的、上一个阶段的"因态"，与下一个阶段的"果态"，治疗上既要切断疾病发生的源头，又要先安未受邪之地。

（三）微观定靶，增强治病之精准

传统中医强于对"态"的宏观定性、定向，弱于对"靶"的精准把握，善于调"宏态"；而西医则长于定量、定靶，善于局部"祛邪"。现代中医提倡将二者结合，提高治疗的"靶向性"。

（1）探索治疗疾病的靶方、靶药：病具有特异性，故有其主方、主药。靶方的使用是提高疗效的重要一环。例如，祝谌予教授应用过敏煎（防风、银柴胡、乌梅、五味子）治疗过敏性皮肤病，并经循证医学证实其有较好的抗过敏作用，其分子机制也已被逐步证明。另孙桂芝以小胃方（蒲黄、蜂房、白芷、血余炭）为靶方治疗胃癌。

（2）探索改善症状的靶方、靶药："有诸内必形诸外"，"症"是疾病最直观的外在表现。在所有症状中，主症是最突出的临床表现，反映了疾病的主要矛盾。经历代本草学的研究与发展，中药对缓解症状有着不可比拟的优势，如大黄、火麻仁通便，赭石、旋覆花降逆，左金丸抑酸，均有显著疗效。

（3）探索调控指标的靶方、靶药：西医学诊断疾病、判断病情、预测预后均由相关指标决定。很多患者无明显的临床症状，仅有指标异常，导致临床无证可辨，所以现代中医应当把异常指标的改善作为评价临床疗效的重要标准之一。得益于现代药理学研究，很多中药改善指标的效应已经从细胞、分子等层面得到科学证实，如白茅根清除肌酐，钩藤降压，苍术、黄连降血糖，等等。如此既丰富了中医在无证可辨时的治疗手段，也使得治疗更有针对性和科学性。

（四）态靶结合，融汇中西之所长

现代中医的发展需借鉴西医解剖、生理、病理、药理等理论，但不能照搬。因为西医学是研究单一干扰因素对生物系统（基因、蛋白、代谢等）的应答，即"点－系统"模式，而中医药为多点、复杂的干扰因素，若照搬则无法构建复杂干扰模式与生物系统之间的应答。全小林院士根据中医药自身特点，将中药复方分为3个"化学层次"（复方、有效部分或组分、有效成分群）并提升为化学物质组学，产生化学物质组（中药复方）与生物体系的动态应答（系统–系统）的关系模式，系统地揭示了中医药的科学性。

中医学通过调态影响疾病向愈，西医学针对靶器官、靶组织治病。态靶辨证即为"系统–系统"的研究模式，为现代中医药的研究与临床疗效的评价提供了新思路、新方法。

三、态靶辨证学说的皮科应用

（一）银屑病

1. 态靶辨证学说下的病因病机

寻常型银屑病的自然演变过程可分为郁、壅、虚三态，以玄府郁闭贯穿始终。初期风寒湿邪从肌表、肺表、胃肠表3种途径侵袭机体，闭郁玄府，阻滞气机。玄府开阖失司，伏邪郁而化热，燔灼气血，呈现郁态。中期风寒湿邪与体内气血相合，蕴结于内形成气滞、血瘀、痰饮、湿热，病理产物盘踞，阻滞经络，内传三焦，三焦气化失司，呈现壅态。寒为阴邪，易伤阳气，后期伏邪不去，正气已伤，累及脏腑，呈现正虚邪盛的虚态。需要强调的是，郁、壅、虚三态均在玄府郁闭的核心病机上进行演变，无论银屑病发展到哪一态，均要注重玄府郁闭在银屑病发生发展中的重要性。病机演变见图1-3-1。

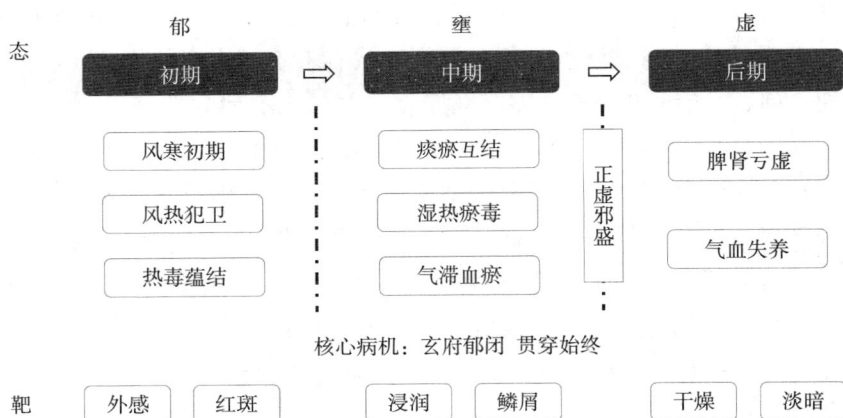

图 1-3-1　银屑病病机演变示意图

（1）郁态:《素问·玉机真脏论篇》云："风寒客于人，使人毫毛毕直，皮肤闭而为热。"王冰注："玄府闭密而热生也。"寻常型银屑病发病初期，常因风、寒、湿等外邪袭人，客于肌表，导致毛窍闭合，内热无以外散，于肌表形成红斑鳞屑，局部皮损常表现为红色丘疹、斑块，上覆多层银白色鳞屑。皮损大小、形态不一，初起为点滴状，可扩大融合成片，边界清楚，浸润明显。风、寒、湿外袭，玄府开阖失司，阳气闭郁于内，蕴而化热成毒，燔灼气血，发于肤腠，则见焮赤丘疹，刮之出血；玄府郁闭，汗孔不利，则皮损处干燥无汗。除寻常型银屑病局部皮损表现外，部分患者可见发热、恶寒、鼻塞、咽痛等上呼吸道感染症状，均由外邪侵袭，肺卫失宣，玄府郁闭所致。

（2）壅态：寻常型银屑病中期，卫表郁热进一步化毒入里，壅阻三焦。三焦是游行精、血、津、液及原气的通路，与玄府在位置上相连，在功能上相系。因此，玄府郁闭，郁而化热，内通三焦，可导致气滞、血瘀、痰饮、湿热等多种病理产物相互搏结，从而影响三焦代谢精、血、津、液与游行原气的功能。上焦不利常出现在疾病初期或复发阶段，以郁为主要征象，表现为咽痛、肤热、皮肤干燥、无汗出、皮损以上肢头面分布居多等。中焦不利以壅为主要征象，表现为皮损肥厚、肌肤甲错、局部渗出、燥湿互见、大便溏或干结、目眦赤烂、唇焦面赤、四肢倦、形体肥胖、懒动等。目前认为寻常型银屑病是一种系统性疾病，研究发现其与一系列心血管危险因素相关，包括肥胖、高血压、血脂异常、胰岛素抵抗，而这些因素均可见于代谢综合征。在此阶段寻常型银屑病患者体内痰瘀相互渗透，流窜经络，无处不到。气滞、血瘀、痰饮、湿热相互交错，相互影响，可能是寻常型银屑病合并代谢综合征的发病机制。病理产物堆积，影响津液输布与阳气运行，久而久之影响下焦，下焦不利以正虚邪盛为主要征象，表现为皮损斑块肥厚、色暗或淡、大便溏、小便频、少腹时痛、下肢（四肢）虚肿、舌淡暗、脉沉细等。

（3）虚态：《素问·水热穴论篇》云："勇而劳甚则肾汗出，肾汗出逢于风……客于玄府，行于皮里，传为胕肿，本之于肾。"提示银屑病虽表现为玄府郁闭，但病之根本在肾，后期脏腑失和、气血失调是银屑病后期迁延难愈的根本原因。全小林院士认为以风寒湿邪为始动因素的皮肤科疾病也属于脏腑风湿的论治范畴，每发作一次，便伤阳一分，最终导致阳气衰败。银屑病的初始致病因素常为风、寒、湿邪，其中寒湿为阴邪，易伤阳气，且银屑病病程一般可长达数十年，疾病缠绵难愈反复损伤阳气。

2. 辨态分证

态靶辨证学说对银屑病的辨治主要分为识病辨态与态下分证。

首先是识病辨态。寻常型银屑病多因外感邪气，郁闭玄府，化毒入里，湿热痰瘀互结，脏腑失和，肌肤失养而来。病因复杂，变证多端，辨证当明确在玄府郁闭的基础上，所呈现的"三期三态"的病程特点。初始以外感六淫邪气闭郁玄府所致，呈郁态。风寒初感，客于玄府者，宜疏风散寒、开玄固卫；玄府闭郁，郁而化热者，宜开玄解郁、疏风散热；热毒炽盛，蕴结玄府者，宜开玄解郁、清热解毒。郁热日久，入营入血，耗气伤津，生痰、生湿、生瘀，湿热痰瘀互相搏结，壅阻三焦，呈壅态。痰瘀互结者，宜化痰祛瘀；湿热瘀毒者，宜清热利湿、解毒化瘀；气滞血瘀者，宜行气活血，辨证治之。后期脏腑内伤，气血失调，正虚邪恋，呈虚态：肾虚邪滞为主者，宜开玄补肾；脾虚为主者，宜开玄补脾；气虚为主者，宜开玄益气；血虚为主者，宜开玄养血。玄府郁闭贯穿病程始终，全程应注重开玄透邪，根据不同病情选用开玄解郁、通利三焦、培补脾肾、调和气血诸法，有利于提高临床疗效。

其次是态下分证。在态靶辨证学说的指导下可将寻常型银屑病的自然演变过程分为郁、壅、虚三个阶段，即寻常型银屑病发展的三大主态。每态之下又可分为不同证型，具体如下。

（1）郁态阶段

① 风寒初起证

临床表现：皮损有自愈能力，夏季减轻或自行消失，冬季加重。皮损以寻常型点滴状和小斑块状为主，颜色浅淡不鲜红，或固定于头皮部、肘部等，一般不易引起注意；可伴有轻度的上呼吸道感染，以鼻塞流涕、扁桃体肿大为主，或见咽干、咽痛，或见头痛目涩，或见关节酸楚；舌淡、苔薄白，脉浮紧。

治法：开玄解郁，疏风散寒。

靶方：桂枝汤（《伤寒论》）合玉屏风散（《究原方》）。

加减：头痛恶寒者，加荆芥、防风；鼻塞流涕者，加细辛、白芷；表实无汗者，加麻黄、苏叶。

② 风热犯卫证

临床表现：皮疹零星初起呈点滴状或斑片状，逐渐增多扩大，颜色鲜红，可覆有鳞屑，伴或不伴瘙痒，抓之有点状出血；伴有发热、恶寒、鼻塞、咽痛、咽干等风热症状；舌尖红、苔薄黄，脉浮数。

治法：开玄解郁，疏风散热。

靶方：麻杏石甘汤（《金匮要略》）合银翘散（《温病条辨》）。

加减：瘙痒明显者，加蝉蜕、白鲜皮；咽干口渴者，加麦冬、玄参；大便秘结者，加大青叶、决明子。

③ 热毒蕴结证

临床表现：皮疹发展迅速，新皮疹不断出现，且原有皮疹扩大，皮疹多呈点滴状，颜色鲜红，附层层鳞屑，刮去鳞屑可见点状出血；常伴有目赤眼、口燥咽干、心烦易怒、小便短赤、大便干燥等；舌红绛、苔白腻或微黄，脉弦滑或数。

治法：开玄解郁，清热解毒。

靶方：犀角地黄汤（《外台秘要》）、清营汤加减（《温病条辨》）。

加减：咽喉肿痛者，加板蓝根、北豆根、玄参；感冒诱发者，加金银花、连翘；大便秘结者加生大黄；心烦口渴者，加黄连、麦冬。

（2）壅态阶段

①痰瘀互结证

临床表现：素体肥胖，可见皮疹、鳞屑，刮除鳞屑后皮损部位有出血点；皮损肥厚，颜色暗红，经久不退，伴有肌肤甲错，关节不利；舌紫暗或见瘀点、瘀斑，苔黄厚腻，脉涩或细缓。

治法：化痰祛瘀，通利三焦。

靶方：二陈汤（《太平惠民和剂局方》）合桃红四物汤（《医宗金鉴》）。

加减：上肢重者，加桑枝、姜黄；下肢重者，加木瓜、防己、地龙；伴有腰痛者，加杜仲、补骨脂；瘀血明显者，加苏木、三棱、莪术；舌苔白厚腻者，可加砂仁、藿香等。

②湿热瘀毒证

临床表现：主要见于湿疹样寻常型银屑病或反向寻常型银屑病的患者。皮损主要发在腋窝、腹股沟、乳房下、会阴等皱褶部位，呈界限明显的炎性红斑，由于患部潮湿多汗且易受到摩擦，皮损表面湿润，鳞屑少或黏腻，甚或有糜烂及渗出；可伴有口苦口黏，下肢沉重；舌红、苔黄腻，脉滑或滑数。

治法：清热利湿，化瘀解毒。

靶方：龙胆泻肝汤加减（《医方集解》）。

加减：胃脘胀满，舌苔厚腻者，加炒莱菔子、陈皮、枳壳、大腹皮；大便溏泄者，加怀山药、黄连；皮损以下肢为甚者，加川牛膝、萆薢、汉防己；以上肢为甚者，加桑枝、姜黄。

③气滞血瘀证

临床表现：多见于静止期皮损经久不退的患者。皮损多呈肥厚斑块状，大小不等，颜色暗红，附着干燥鳞屑，不易脱落；可见肌肤甲错，面色黧黑或唇甲青紫，女性月经色暗，或夹有血块；舌紫暗或有瘀点、瘀斑，脉涩或沉细。

治法：行气活血，通利三焦。

靶方：桃红四物汤加减（《医宗金鉴》）。

加减：急躁易怒、失眠多梦者，加生龙骨、生牡蛎、珍珠母等；月经色暗、有血块或痛经者，加当归、香附、益母草等理气活血，通经止痛；皮损表面鳞屑厚积呈牡蛎壳状者，加茵陈、苦参等清热祛湿。

（3）虚态阶段

①脾肾亏虚证

临床表现：主要见于阳虚体质、皮损经久不愈的患者。多为冬季发病或加重，皮损颜色暗淡或暗红，经久难消，可伴有畏寒肢冷，腰膝酸软，大便溏泄，小便清长；舌暗淡而胖、有齿痕，苔白腻，脉沉弱。

治法：温通三焦，补益脾肾。

靶方：麻黄附子细辛汤合金匮肾气丸加减（《金匮要略》）。

加减：皮疹以上肢为重者，加片姜黄、桑枝；皮疹以躯干为主者，加柴胡、郁金；皮疹以腰骶为主者，加独活、杜仲、桑寄生；以下肢为重者，可加牛膝、独活。

②气血失养证

临床表现：主要见于静止期或消退期，病程迁延日久的患者。皮疹较薄，颜色淡红，鳞屑干燥，层层脱落，瘙痒较为明显；伴有口咽干燥，面色无华，体倦乏力，或头晕、少眠等；舌淡红，苔少或净，脉弦细或沉细。

治法：温通三焦，补益气血。

靶方：麻黄附子细辛汤（《金匮要略》）合当归饮子加减（《重订严氏济生方》）。

加减：瘙痒剧烈者，加蝉蜕、全蝎、乌梢蛇；夜寐不安者，加生石决明、生龙骨、夜交藤、酸枣仁等；烦躁口渴者，加麦冬、沙参、玉竹等；大便干燥者，加火麻仁、桃仁等。

3. 常用靶药

银屑病及其并发症可出现红斑、浸润、瘙痒、鳞屑、关节痛、不汗出、畏寒、咽痛、脓疱、苔藓样变等不同临床表现，还可见炎性细胞浸润、真皮血管扩张、角质细胞增生等异常病理表现，可使用相应的症靶药、标靶药，以提高治疗的针对性。寻常型银屑病及其并发症常用靶药如下（表1-3-1，表1-3-2）。

表1-3-1　寻常型银屑病及其并发症常用靶药

症状	靶药
红斑	水牛角、牡丹皮、青黛
鳞屑	白茅根、侧柏叶、槐花
浸润	牡丹皮、苍术、全蝎
瘙痒	蝉蜕、白鲜皮、徐长卿
畏寒	附子、肉桂、干姜

症状	靶药
少汗	麻黄、香薷、浮萍
咽痛	牛蒡子、桔梗、薄荷
关节痛	桑枝、姜黄、防己
脓疱	蒲公英、败酱草、鱼腥草
苔藓样变	贝母、牡蛎、夏枯草

表 1-3-2　寻常型银屑病及其并发症常用标靶

异常病理表现	靶药
炎性细胞浸润	丹参、土大黄、青黛
真皮血管扩张	生地黄、丹参、鸡血藤
角质细胞增生	白花蛇舌草、茯苓、雷公藤

4. 预后调护

（1）预防感染和外伤。气候交替时，要特别注意预防感冒、咽炎、扁桃体炎。对反复发作的扁桃体炎合并扁桃体肿大者，可考虑手术摘除。

（2）饮食宜清淡，忌食辛辣发物，戒烟酒。

（3）调畅情志，保证生活规律，避免过度紧张、劳累。

（4）银屑病急性期或红皮病型银屑病不宜用刺激性强的药物，忌热水烫洗。

5. 小结

寻常型银屑病的现代诊疗以"病 – 类 – 期 – 证"诊疗体系为方针，可将寻常型银屑病发展的初、中、后期按态的不同分为郁、壅、虚三态，态下分证若干，但强调玄府闭郁是寻常型银屑病的主要病机，贯穿始终。在以开玄解郁为治疗大法的基础上，初期注重透散风、寒、湿邪气；中期注重通利三焦，分消诸邪；后期扶正祛邪并重。临证时应把握其全貌，明确其发展阶段，根据疾病自身的发展规律分阶段辨证论治。

6. 验案举隅

（1）李某，男，53 岁。2020 年 3 月 21 日初诊。

主诉：周身红斑脱屑 1 个月。

现病史：患者 1 个月前因外感泛起红斑、脱屑，自服克银丸、丹青胶囊，疗效欠佳，皮疹范围渐扩大，泛发周身。刻下症：周身红斑肥厚、鳞屑堆积、基底浸润，伴瘙痒，夜间痒感明显，时有发热、咽痛，无关节痛，平素怕热，出汗少，纳眠可，小便调，大便干。专科检查：头面部、躯干、四肢泛发大小不等红色斑块，上覆银白鳞屑，红斑（++++），浸润（+++），鳞屑（++），瘙痒（++）。舌胖暗、边有齿痕，苔黄腻，脉弦滑。

既往史： 有脂肪肝、高脂血症病史10余年。

西医诊断： 寻常型银屑病。

中医诊断： 白疕（风热犯卫证）。

治法： 开玄解郁，疏风散热。

方药：
生麻黄 9g	杏仁 9g	生甘草 10g	桂枝 20g
白芍 30g	金银花 15g	连翘 15g	牛蒡子 15g
青黛 15g	全蝎 6g	茯苓 15g	羌活 15g
莪术 30g	生石膏（先煎）60g		

7剂，水煎服，每日1剂。嘱患者若服药后无不适，可再服2周。

2020年4月21日二诊：皮疹大面积消退，留有色素沉着，红斑（+），浸润（-），鳞屑（-），瘙痒（-），怕热好转，汗出较前增多，舌暗红、边有齿痕，苔黄厚，脉弦滑。

治法： 温通三焦，化痰祛湿。

方药：
生麻黄 9g	桂枝 20g	陈皮 10g	清半夏 15g
茯苓 20g	白术 30g	生黄芪 20g	白芍 30g
生地黄 30g	桃仁 10g	红花 6g	全蝎 6g
羌活 15g	白花蛇舌草 30g	生石膏（先煎）60g	

14剂，水煎服，每日1剂。嘱患者适当运动，以微微出汗为度。

随访1个月余，患者病情稳定，无新发皮疹。

按： 患者体型肥胖，既往有脂肪肝、高脂血症病史10余年，为痰热内蕴体质，此次恰逢春季风寒外感，卫表闭郁，肺失宣降，诱发寻常型银屑病，皮损泛发周身。据症、舌、脉，一诊时辨此患者属郁态，风热初起证；二诊时辨为壅态，痰瘀互结证。其中痰瘀互结是患者长期以来饮食不节、情志不畅而形成的病理基础，风寒袭表、肺气闭郁是此次发作的主要因素。因此，一诊时选用"麻杏石甘汤合银翘散"为靶方开玄解郁、疏风清热以治标，二诊时选用"二陈汤合桃红四物汤"为靶方化痰祛瘀、清利三焦以治本。同时选用全蝎、莪术、青黛、白花蛇舌草等为靶药，态靶同调，把握主次矛盾，斡旋周身一气，故皮损消退迅速，津液畅通。

（2）患者，男，45岁。2017年11月15日主因"全身暗红斑块伴鳞屑、瘙痒17年余，加重1周"初诊。

现病史： 皮损冬重夏轻，现自觉瘙痒，畏寒，无咽痛，无关节疼痛，纳眠可，尿急，大便每日 1 次、不成形。专科检查：全身泛发点滴至硬币大小暗红色斑块、部分融合、基底浸润、上有鳞屑，无脓疱、渗出；舌暗红、有齿痕，苔薄白，脉沉细。

治法：开通玄府，通利三焦。

方药：麻黄附子细辛汤加减。

麻黄 6g	附片（先煎）30g	细辛 3g	黄芪 30g
葛根 30g	蚕沙 20g	肉桂 4g	全蝎 6g
甘草 20g	土茯苓 40g	莪术 30g	威灵仙 30g
蝉蜕 12g	桂枝 30g		

每日 1 剂，水煎，早晚分服。另予卡泊三醇软膏外用。

2017 年 11 月 29 日二诊：服药 14 剂后，皮损色暗，浸润减轻，鳞屑减少，无瘙痒；舌红、有齿痕，苔黄厚，脉细滑、尺沉。守上方去威灵仙、蝉蜕，改麻黄为 9g，加蛇蜕 15g、路路通 10g、生石膏（先煎）60g。继服 7 剂。外用同前。

2017 年 12 月 6 日三诊：皮疹消退大半，可见色素沉着斑，背部皮损较厚，残余皮损色暗，浸润同前，覆有少量鳞屑，伴轻度瘙痒；舌暗、有齿痕，苔薄白，脉细滑。守上方去葛根、路路通，加红花 10g、苍术 30g。继服 14 剂。外用同前。

2018 年 1 月 3 日四诊：背部皮损色暗、变薄、鳞屑减少，无瘙痒，面部皮肤色红；舌红、苔黄厚，脉滑。守二诊方去生石膏，改葛根 40g、桂枝 40g、全蝎 3g，加枳实 20g、苍术 30g。继服 1 个月。外用同前。

2018 年 2 月 7 日五诊：服药期间原有皮疹全部消退后有新出点滴状皮损，舌稍红、苔略黄腻，脉滑。

方药：全蝎 6g	麻黄 6g	桂枝 20g	党参 15g
白术 39g	苍术 30g	干姜 10g	赤芍 20g
大青叶 20g	莪术 20g	枳实 15g	厚朴 15g
羚羊角粉（冲服）0.6g			

继服 21 剂。外用同前。

2018 年 2 月 28 日六诊：皮疹全部消退，有色素沉着斑，舌质红、有齿痕，苔黄厚，脉细滑。

方药：党参 20g	白术 20g	苍术 20g	干姜 6g
陈皮 20g	土茯苓 30g	全蝎 6g	羌活 15g
大青叶 20g	桂枝 10g		

继服 14 剂，隔日 1 剂，巩固疗效。嘱患者每日适当运动至微微发汗，避免感冒。后未有新出皮损。

按: 本案患者反复发作 17 年余, 冬重夏轻, 初诊时皮损为暗红色斑块, 伴畏寒、脉沉细, 为阳虚表现, 故方用麻黄附子细辛汤加减。方中麻黄、附子、桂枝、葛根温通玄府, 助阳化气; 肉桂、威灵仙温补肾阳, 补肾培元; 黄芪补气固表; 全蝎、蝉蜕祛风通络, 解毒散结; 土茯苓解毒除湿; 蚕沙、莪术活血行气; 甘草顾护脾胃, 调和诸药。二诊时, 患者皮损较前变化不大, 故加大麻黄用量, 改蝉蜕为蛇蜕, 加路路通、生石膏, 以加强发汗解表、祛风通络、透达郁热之力。三诊、四诊时, 患者皮损逐渐消退、变薄, 故治疗仍以温通玄府、透邪解毒为法。至五诊, 患者原有皮损全部消退, 但有新出点滴状皮损, 说明仍有余热未清, 故治以祛邪扶正兼顾, 助正达邪。六诊时, 患者新出皮损也已全部消退, 故治法同前, 扶助正气以防止病情反复。

（二）特应性皮炎

特应性皮炎属于中医学"奶癣""四弯风""浸淫疮"等范畴。《外科正宗》认为本病的发生与胎毒遗热有关, 书中记载: "奶癣, 儿在胎中, 母食五辛, 父餐炙煿, 遗热与儿, 生后头面遍身发为奶癣, 流脂成片, 睡卧不安, 搔痒不绝。"提示本病与遗传因素有关。《外科大成》记载: "四弯风, 生于腿弯脚弯, 一月一发, 痒不可忍, 形如风癣, 搔破成疮。"点明了本病具有好发于肘窝、腘窝等部的特点。本病在急性期与亚急性期可出现红斑、丘疹、水疱、渗液等皮损, 病机以湿与热为主, 《素问·至真要大论篇》言: "诸湿肿满皆属于脾……诸痛痒疮皆属于心。"《医宗金鉴》亦言: "浸淫疮……此证初生如疥, 搔痒无时, 蔓延不止, 抓津黄水, 浸淫成片, 由心火、脾湿受风而成。"皆说明本病的病机与脾虚夹湿及心火偏盛关系密切。

1. 态靶辨证学说下的病因病机

脾虚是特应性皮炎的核心病机, 贯穿病程始终。60% 的特应性皮炎患者在 1 岁以内发病, 小儿脾常不足, 脾胃素虚是其生理特点, 若饮食不节、不知饥饱, 则更伤脾胃, 万全在《育婴家秘》中即指出: "小儿脾常不足, 非大人可比。幼小无知, 口腹是贪, 父母娇爱, 纵其所欲, 是以脾胃之病, 视大人犹多也, 故脾胃虚弱, 百病生矣。"除饮食之外, 青少年及成人亦可被劳倦、情志等因素所伤而形成脾虚, 如《脾胃论》所言: "饮食损胃, 劳倦伤脾。"又云: "喜怒忧恐, 损耗元气。"按照疾病的发展规律, 特应性皮炎在脾虚的基础上可表现出热、湿、燥三态, 以下简称为热态、湿态和燥态。病机演变见图 1-3-2。

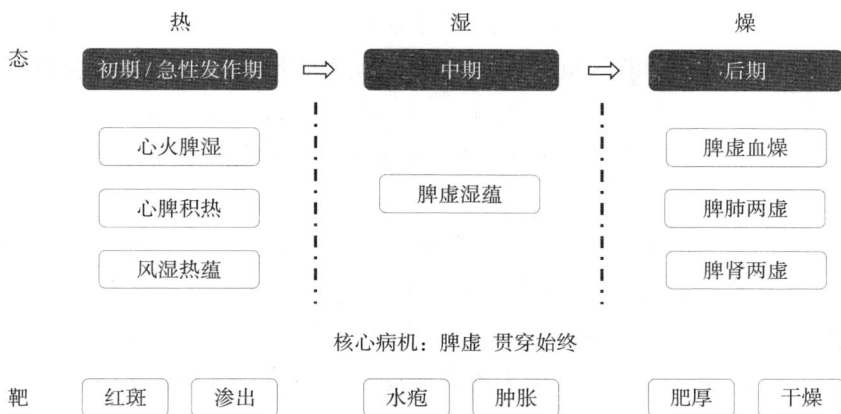

态	热			湿		燥	
	初期／急性发作期 ⇒			中期 ⇒		后期	

心火脾湿
心脾积热
风湿热蕴

脾虚湿蕴

脾虚血燥
脾肺两虚
脾肾两虚

核心病机：脾虚 贯穿始终

靶　红斑　渗出　　水疱　肿胀　　肥厚　干燥

图 1-3-2　特应性皮炎病机演变示意图

（1）热态：为疾病初期，多见于婴儿、儿童以及疾病发作的急性状态，皮损以急性湿疹表现为主，典型皮疹为水肿性红斑伴有渗出和结痂，多分布于两颊、额部和头皮，后逐渐蔓延至躯干和四肢伸侧。热态之"热"主要指心火，与小儿的体质特点有关，如《外科理例》所言"小儿纯阳多热，心气郁而多疮疖，胎食过而受热毒"，小儿乃纯阳之体，心常有余是其体质特点，且小儿脾常不足，运化不及，水湿内生，复遇心火，湿热交蒸，郁于肌肤，发为红斑、渗液，故心火脾湿是热态阶段的常见证候。另外，本病与遗传关系密切，若女性孕中由于饮食不节、情绪不畅等因素遗热于胎儿，胎遗热毒流于血脉，滋助心火，使患儿素体偏热，也是导致本病初期热态形成的重要因素。若在心火亢盛的基础上复遇饮食不节、不知饥饱，导致脾胃积热，则可表现为心脾积热。《医宗金鉴》言："浸淫疮……由心火、脾湿受风而成。"在这一阶段，患者心火与脾湿内蕴，若复接触外界致敏物质，风、湿、热邪浸淫肌肤，导致疾病急性发作，则可表现为风湿热蕴证。

（2）湿态：为疾病中期，多见于儿童，皮损以亚急性皮炎表现为主，皮疹可见丘疹、丘疱疹、水疱，局部皮损糜烂、渗出，与干燥、脱屑交替出现，多分布在面部、颈部、肘窝、腘窝和小腿伸侧。湿态多由热态发展而来，随着病程推移，胎毒遗热渐退，心火失其所恃，亦渐势弱，此时患者的热象不再显著。《脾胃论》言："脾虚，缘心火亢甚而乘其土也。"脾虚已为本病之核心病机，在热态阶段，脾气复被过亢之心火所伤而虚损更甚，已虚之脾气运化行水无力，导致津液不归正化，水湿流于脏腑、泛溢肌肤，表现为一派湿象。故本病随着患者年龄的增长以及体质的变化，在热象渐退之后转而以湿态为主。脾虚湿盛是湿态的主要证候，这种证候本质上仍是脾虚的结果。

需要注意的是，在湿态阶段，患者可能表现为皮损干燥与渗出交替出现，其干燥是因湿邪内蕴，阻滞气机，气不布津，肌表失于滋养所致，即《医原》所言"湿郁则不能布精而又化燥"。虽皮损有时表现为干燥，但其核心病机仍为脾湿，《幼科概论》对这种情况亦有记载："湿由脾气虚弱，不能运化以行水……其症象面色暗白，皮肤粗糙不润。"

（3）燥态：为疾病后期，多见于青少年、成人及老年人，皮损以亚急性和慢性皮炎表现为主，皮肤干燥、粗糙，可见肥厚或苔藓样变，主要发生在肘窝、腘窝、颈前等部，也可见于面部、躯干、四肢及手部。特应性皮炎缠绵难愈，可由婴儿期、儿童期迁延而至，表现为上述干燥皮疹，亦有部分患者发病于青少年、成年或老年时期，始发即以燥态为主，然无论其发病年龄如何，燥态表现之核心病机仍为脾虚。

《灵枢·天年》言："脾气虚，皮肤枯。"脾主运化，为气血生化之源，脾虚则水谷不能化生津血，导致肌肤、腠理失于濡养，表现为干燥、瘙痒，即为脾虚血燥证。此外，脾肺两虚也是本病发展到此阶段的常见证候，脾土为肺金之母，母虚则子亦虚。《灵枢·营卫生会》言："人受气于谷，谷入于胃，以传与肺……其清者营，浊者为卫。"卫气来源于脾胃所运化之水谷精微，由肺宣发布散至体表，发挥"卫外而为固"的功能。脾肺不足则表虚不固、藩篱疏松，一方面不能固护津液精微，导致津液精微丢失过度，肌表失于濡养而干燥，且脾肺气虚，气机阻滞，津聚成痰，血滞为瘀，局部痰瘀互结，故皮损肥厚，或呈苔藓样变；另一方面表虚则易为风、寒、湿等外邪所侵，邪气由表入肺，则伴发鼻衄、哮喘等病证，此皆脾肺两虚之象。脾、肾分别为先后天之本，两脏间存在着"先天生后天、后天养先天"的密切关系，脾虚日久必然波及肾，如《兰室秘藏》所言"脾胃有亏，下陷于肾"，故在本病后期亦可出现脾肾两虚的表现。另外，患者在这一阶段可由于皮肤腠理不得津血濡养而表现出燥象，但部分患者脾虚日久，运化不及，其体内亦可伴有湿邪，故表现为燥湿兼夹，可从舌象、大便等方面察得。

需要注意的是，本病有着以脾虚贯穿始终的特点，在发展的各个阶段皆可见到脾虚的表现。脾虚则运化行水无力，津液不归正化，导致水湿停聚。故在湿态之外，热态与燥态中亦可见脾虚所生的水湿之象。脾虚的存在使得热、湿、燥三态并非壁垒分明，临证需圆融贯通，不宜橛守成规。

2. 辨态分证

与银屑病相似，特应性皮炎的辨态分证亦包括识病辨态与态下分证。

首先是识病辨态。特应性皮炎病因复杂，辨证当明确热、湿、燥的病程特点。脾虚为本病病机之本，贯穿病程始终，在不同阶段可出现热、湿、燥等状态。初期或急性发作期多热象显著，治宜清心调脾，待热象不显后，转以健脾化湿为主，发展到后期可能在脾虚的基础上演变出血燥、肺虚、肾虚等证，当辨证治之。

其次是态下分证。在态靶辨证学说的指导下，特应性皮炎的自然演变过程可分为热、湿、燥三个阶段，即特应性皮炎病情发展的三大主要状态。每态之下又可分为不同证型，具体如下。

（1）热态阶段

①**心火脾湿证**

临床表现：反复发作性的红斑、丘疹，或丘疱疹，或水疱，或糜烂、渗液，瘙痒剧烈；心烦难安，眠差，纳差，腹胀，尿赤，大便溏或黏；舌尖红，苔白或白腻，脉偏数。尤以皮疹色红、心烦、纳差、便溏为辨证核心。

治法：清心健脾。

靶方：培土清心方（《特应性皮炎中西医结合治疗》），组成为白术、薏苡仁、太子参、山药、连翘、灯心草、淡竹叶、牡蛎、钩藤、生地黄、防风、甘草。

加减：心烦难眠者，加黄连、莲子心。急躁易怒者，加栀子、柴胡。

②**心脾积热证**

临床表现：皮疹色红或潮红，伴丘疹，或见抓痕，或头皮附黄色痂皮，重则糜烂、渗液，瘙痒剧烈；哭闹不安，入睡困难，能食，或口中有异味，尿赤，大便偏干而臭秽；舌质红，苔白或偏黄，脉偏数。尤以皮疹色红、心烦、能食、便干为辨证核心。

治法：清心泻脾。

靶方：三心导赤饮（《徐宜厚皮肤病临床经验辑要》），组成为连翘心、莲子心、栀子心、灯心草、淡竹叶、车前子、赤小豆、生地黄、蝉蜕、生甘草。

加减：口中异味、嗳气酸腐者，加焦三仙、鸡内金。大便秘结者，加莱菔子、全瓜蒌。

（2）湿态阶段

①**脾虚湿蕴证**

临床表现：散在丘疹、丘疱疹、水疱、糜烂、渗液；神疲乏力，肢体倦怠，纳差，腹胀，便溏或黏；舌淡胖，或有齿痕，苔白腻或白滑，脉缓。尤以渗出性皮损、纳差、便溏或黏为辨证核心。

治法：健脾化湿。

靶方：小儿化湿汤（《朱仁康临床经验集》），组成为苍术、白术、陈皮、茯苓、泽泻、炒麦芽、六一散。

加减：纳食不佳者，加焦三仙、炒鸡内金。脘腹冷痛、畏寒者，加干姜或合用理中汤。

（3）燥态阶段

①脾虚血燥证

临床表现：全身皮肤干燥、瘙痒，颈部、肘窝、腘窝等部皮肤粗糙肥厚或呈苔藓样变，皮疹色暗，或见抓痕、血痂及色素沉着；面色萎黄，神疲乏力，纳差，腹胀，眠差；舌淡、苔白，脉缓或细。尤以为干燥性皮损、纳差为辨证核心。

治法：补脾养血。

靶方：健脾润肤汤（《简明中医皮肤病学》），组成为党参、茯苓、苍术、白术、当归、鸡血藤、丹参、赤芍、白芍、生地黄、陈皮。

加减：瘙痒难以入眠者加珍珠母、夜交藤、酸枣仁。

②脾肺两虚证

临床表现：全身皮肤干燥、粗糙、肥厚或呈苔藓样变，瘙痒；神疲乏力，易自汗，易外感，纳差，腹胀，便溏，可伴发过敏性鼻炎、过敏性哮喘；舌淡，苔白或偏腻，脉缓或细。尤以干燥性皮损、易自汗、易外感、纳差为辨证核心。

治法：补脾益肺。

靶方：升阳益胃汤（《内外伤辨惑论》）。

加减：局部皮疹色红、有渗出倾向者，加牡丹皮、龙胆草。

③脾肾两虚证

临床表现：全身皮肤干燥、粗糙、肥厚或呈苔藓样变，瘙痒，可伴肢体肿胀；眼周发黑，面色㿠白或黧黑，畏寒肢冷，腰膝酸软，或小便不利，便溏，甚或五更泻；舌淡胖，苔白或滑，脉沉细或沉弱。尤以干燥性皮损、腰酸、肢冷、便溏为辨证核心。

治法：补脾温肾。

靶方：金匮肾气丸（《金匮要略》）或真武汤（《伤寒论》）。

加减：肢体肿胀、小便不利明显则合用五苓散。便溏甚或五更泻者，加补骨脂、肉豆蔻。

（4）兼证

①兼肝郁

临床表现：情志不畅，抑郁，焦虑，儿童可出现注意力不集中、多动；眠差，口干，口苦；舌边尖红，苔腻，舌边可出现细小唾液泡沫堆积而成的白线，脉弦。尤以情志不畅为辨证核心。

治法：疏肝解郁。

靶方：柴胡加龙骨牡蛎汤（《伤寒论》）或加味过敏煎（李元文经验方）。

②兼风湿热

临床表现：皮疹一般发作迅速，可泛发全身，多与接触外界过敏物质有关，以红色丘疹为主，伴水疱或丘疱疹，糜烂、渗液不明显，瘙痒剧烈；舌红，苔黄，脉浮数或浮缓。尤以皮疹发作迅速，有过敏物质接触史为辨证核心。

治法：消风除湿清热。

靶方：消风散（《外科正宗》）。

③兼风寒湿

临床表现：皮疹一般在外感或饮食生冷后加重，可伴恶寒发热，胸膈满闷，脘腹疼痛，呕吐，泄泻；舌苔白腻，脉濡。尤以皮疹在外感或饮食生冷后加重为辨证核心。

治法：祛风散寒除湿。

靶方：藿香正气散（《太平惠民和剂局方》）或小儿化湿汤（朱仁康经验方）。

3. 常用靶药

针对红斑、丘疹而无渗液的皮损，可选用具有清热解毒功效的中药研成细粉外涂于皮损处；针对大量渗液或明显肿胀的皮损，可选用具有清热利湿、收湿止痒功效的中药，水煎后于皮损处进行冷湿敷；针对水疱、丘疱疹而无明显渗液的皮损，可选用具有收湿敛疮消肿功效的中药，制成软膏外涂于皮损处；针对干燥、脱屑、肥厚及苔藓样皮损，可选用具有滋阴润燥、祛风止痒功效的中药，制成软膏外涂于皮损处。常用靶药详见表 1-3-3、1-3-4、1-3-5。

表 1-3-3　特应性皮炎常用标靶

异常指标	靶药
IgE 升高	徐长卿、龙胆草、黄连
嗜酸性粒细胞增加	甘草、连翘
JAK/STAT 过度激活	栀子
Th1/Th2 比例失衡	升麻、甘草

表 1-3-4　特应性皮炎常用症靶

症状	内服药物	外用药物
红斑、丘疹	牡丹皮、龙胆草	青黛、石膏、滑石、黄柏 研成细粉外涂
渗出、皮疹肿胀	车前草、泽泻	马齿苋、青黛 煮水冷敷

症状	内服药物	外用药物
水疱、丘疱疹	泽泻、白术、桂枝、茯苓、猪苓	青黛、黄柏、煅石膏、麻油、氧化锌制成软膏外涂
风团	徐长卿、牡丹皮	
肥厚、干燥苔藓样变	莪术、乌梢蛇	黑豆油、京红粉、徐长卿、羊毛脂制成软膏外涂

表 1-3-5 特应性皮炎瘙痒的症靶

特点	内服药物	外用药物
阵发性瘙痒，痒无定处	徐长卿、防风	侧柏叶、苏叶、蒺藜煮水冷敷
瘙痒多持续，抓破糜烂、渗液，多发于人体下部及褶皱部位	地肤子、浮萍	黄连、黄柏、黄芩、槟榔研成细粉外涂
皮损红肿，灼热瘙痒，遇热加重	龙胆草、牡丹皮	青黛、黄柏、滑石研成细粉外涂
阵发性瘙痒，夜间加重，皮肤干燥脱屑，粗糙肥厚	蒺藜、首乌藤	丹参、紫草、红花制成软膏外涂
皮疹呈结节、斑块状，痒有定处，顽固难愈	乌梢蛇、蒺藜	红花、透骨草、苦参、雄黄、白矾煮水冷敷

4. 预后调护

避免环境中的变应原，避免食入、吸入或接触致敏；合理护肤，涂抹保湿剂，避免皮肤干燥；避免热水洗浴，减少使用沐浴露、洗发水等洗涤产品；保持心情舒畅，避免精神紧张，保证充足睡眠；适度进行体育锻炼，出汗后及时清洁并合理护肤。

5. 小结

特应性皮炎的现代诊疗以"病－期－证"诊疗体系为方针，脾虚贯穿病程始终，按病程进展又可分为热、湿、燥三态（期），又有态下分证若干。对特应性皮炎的论治应把握其全貌，明确其发展阶段，根据疾病的自身发展规律分阶段辨证论治。

6. 验案举隅

李某，男，39岁，2021年11月28日就诊。

主诉：颈部、躯干及四肢反复起红斑、丘疹伴瘙痒6年余，加重2周。

现病史：患者6年前颈部、躯干及四肢出现皮疹伴瘙痒，无明显诱因，多次就诊于皮肤科，诊为特应性皮炎，予激素类药膏外用可缓解症状。数年间症状反复发作，2 周前因饮食不节而使皮疹加重。现躯干及双腿皮肤干燥、脱屑，散在红斑、丘疹，局部有渗出倾向，瘙痒剧烈，特应性皮炎积分指数（SCORAD）为42.1 分；烦躁，纳差，易自汗，易鼻塞流涕，二便正常。舌胖大、有齿痕，舌质淡红，脉细弦。

既往史：有过敏性鼻炎病史 10 年余。

西医诊断：特应性皮炎。

中医诊断：四弯风。

辨证：脾肺两虚，兼有湿热。

治法：补益脾肺，兼清湿热。

方药：升阳益胃汤加减。

党参 10g	生甘草 20g	陈皮 10g	白芍 20g
防风 6g	羌活 6g	柴胡 9g	泽泻 10g
黄连 6g	牡丹皮 20g	龙胆草 15g	

14 剂，水煎服，每日 1 剂。嘱停用激素类药膏，以纯中药口服治疗。

2021 年 12 月 28 日二诊：患者述用药后症状改善，自行续服 14 剂后复诊，现躯干及腿部红斑、瘙痒明显减轻，已无渗出，遗留炎症后色素沉着，特应性皮炎积分指数（SCORAD）为 20.5 分；纳尚可，大便偏稀；舌嫩、有齿痕，苔偏少，脉细滑。守上方减龙胆草至 6g，加黄芪 10g、炒白术 10g、茯苓 10g，28 剂，水煎服，每日 1 剂。

2022 年 3 月 30 日电话随访：患者述用药后皮损及瘙痒继续好转，复自行续服二诊方 14 剂巩固，未复发。

按：据特应性皮炎"病 – 期 – 证"诊疗体系分析，该患者属于特应性皮炎后期燥态阶段，证以脾肺两虚为主，表现为纳差、易自汗、易鼻塞流涕、舌胖大、有齿痕等，又兼有湿热证，表现为散在红斑、丘疹，且局部有渗出倾向。治以态靶同调，予靶方升阳益胃汤，合以靶药牡丹皮、龙胆草，效果良好。全程守其靶方，依局部皮损与全身症状的变化调整用药，收效良好。

（三）青斑样血管炎

青斑样血管炎又名节段性透明性血管炎、白色萎缩、下肢网状型疼痛性紫癜性溃疡，是一组以小腿和足部反复出现疼痛性紫癜、坏死、水肿、溃疡为特征，愈后留有象牙色萎缩性瘢痕及色素沉着斑的疾病，可伴有明显疼痛。发病率约为1:100000，一般夏重冬轻，好发于青中年女性。本病的主要病理机制为真皮小静脉血管内血栓形成引起血管阻塞，无炎症或仅有轻度炎症。

青斑样血管炎在中医学中尚无明确病名，根据临床表现，当属于中医学痹证中脉痹的范畴。脉痹之名，首见于《素问·痹论篇》"风寒湿三气杂至，合而为痹也……以夏遇此者为脉痹……脉痹不已，复感于邪，内舍于心"。《诸病源候论》亦指出："夏遇痹者为脉痹，则血凝不流，令人萎黄。脉痹不已，又遇邪者，则移入心。"可见脉痹之病位在血脉，起病于夏，受夏热之气影响，以风、寒、湿三气留滞血脉，郁而化热所致。符合本病病情夏季较重、冬季较轻的特点。明确脉痹病机是治疗成功的关键，其病变可波及全身血脉，尤以下肢血管病变最为常见。

1. 态靶辨证学说下的病因病机

脉痹的病位在血脉，与脏腑气血密切相关，病因病机较为复杂。就其病因而言，有外因、内因之别。外因为感受风寒湿暑及热毒等邪气，而以寒邪居多。内因多为脾虚不能运化水湿，阳虚不能温化气血，或内伤七情、饮食不节及脏腑功能减退，均可致气血阴阳失调，湿邪内生影响气血运行，瘀血凝滞脉络。内、外因多相合而为病，导致血脉瘀阻，脉道不畅或不通。《素问·痹论篇》有云"脉血凝而不流"，脉痹之病机在于血凝不流，瘀阻不通。

湿、瘀、虚是脉痹的核心病机，以瘀为主贯穿病程始终。《灵枢·刺节真邪》曰："虚邪之中人……搏于脉中，则为血闭不通。"《素问·痹论篇》曰："风寒湿三气杂至，合而为痹也……以夏遇此者为脉痹。"并指出其表现为"血凝而不流"。隋代医家巢元方的《诸病源候论》在《黄帝内经》的基础上又描述脉痹的症状有"令人萎黄"。唐代医家孙思邈在《备急千金要方》中详细描述了"脉极"的临床表现，与脉痹关系密切。宋代医籍《圣济总录》论述了脉痹的理法方药，并载多首脉痹方剂，为后世临床用药奠定了基础。清代医家沈金鳌的《杂病源流犀烛》在《黄帝内经》论述脉痹病因的基础上，提出"盖阳明燥金之气，应脉燥，有余则伤血脉，故脉痹""风寒湿三气……入于血，则凝而不流为脉痹"，丰富了脉痹的病因理论。

2. 辨态分证及靶方靶药

首先是识病辨态。青斑样血管炎多因先天不足，脾肾阳虚，或后天失养，脾胃运化失调，气血运行生化乏源，虚证内生，脾气虚弱进一步损伤阳气而致脾肾阳虚。或后天失养，过食肥甘，导致湿邪内生，从寒化为寒湿、从热化为湿热，趋势于下，凝滞经脉，气血运行不畅而致血瘀，不通则痛。以祛湿、化瘀、补气、温阳为治疗原则，往往根据病情特点联合运用，以健脾活血贯穿始终。

其次是态下分证。在态靶辨证学说的指导下青斑样血管炎的自然演变过程可分为湿、瘀、虚，是青斑样血管炎的核心病机，也是青斑样血管炎发展的三大主要状态。

（1）湿态阶段

①湿热下注证

临床表现： 下肢水肿，皮损鲜红，有瘀点、瘀斑，水疱糜烂，灼热疼痛或滋水；口苦、口干、口臭，大便秘结，脘腹胀满；舌红苔黄腻，脉滑数。

治法： 清热利湿。

靶方： 四妙丸（《成方便读》）。

加减： 大便秘结者加生大黄、莱菔子等。疼痛严重者加延胡索、五灵脂、鸡血藤等。

②寒湿下注证

临床表现： 四肢厥冷、水肿，皮损暗红，有瘀点、瘀斑，水疱糜烂，遇寒加重，可有局部冷痛或刺痛、青紫等症状；口淡、不欲饮水，腹胀纳呆，便溏；舌淡苔白腻，脉沉。

治法： 温阳化湿。

靶方： 真武汤（《伤寒论》）。

加减： 纳呆加焦山楂、焦神曲、焦麦芽。纳呆便溏加藿香、佩兰。眠差加生龙骨、生牡蛎。水肿严重合五苓散。

（2）瘀态阶段

①寒凝血瘀证

临床表现： 局部冷痛或刺痛、青紫，四肢厥冷，水肿，皮损暗红，有瘀点、瘀斑；口淡、不欲饮水，腹胀便溏，女性可伴痛经、腰酸背痛；舌淡、舌尖有瘀点，苔白腻，脉沉或涩。

治法： 温阳化瘀。

靶方： 当归四逆汤（《伤寒论》）合桃红四物汤（《医宗金鉴·妇科心法要诀》）。

加减： 四肢厥冷严重者加附片、干姜，腰酸背痛者加怀牛膝、茯苓、炒白术，水肿严重者合五苓散。

②湿热夹瘀证

临床表现： 皮损灼热疼痛或滋水，下肢水肿，皮损鲜红，有瘀点、瘀斑，水疱糜烂；咽痛、口干、口臭，大便秘结；舌红、舌尖有瘀点，苔黄腻，舌下静脉曲张，脉滑数。

治法： 清热利湿活血。

靶方： 四妙丸（《成方便读》）合桃红四物汤（《医宗金鉴·妇科心法要诀》）

加减。

加减：分泌物呈黄色者加败酱草、桔梗，大便秘结者加大黄、莱菔子，咽痛者加牛蒡子、桔梗。

③气滞血瘀证

临床表现：局部皮损刺痛、胀痛；心情郁闷，善太息，腹胀、胸闷，女性可见月经不调、痛经；舌淡红、舌尖有瘀点，苔薄，脉涩。

治法：理气化瘀。

靶方：柴胡疏肝散（《景岳全书》）合桃红四物汤（《医宗金鉴·妇科心法要诀》）。

加减：心中懊恼而烦，卧寐不安者加栀子。心情郁闷加合欢花、郁金，失眠者加酸枣仁、生龙骨、生牡蛎，胸闷者加紫苏梗、陈皮。

④气虚血瘀证

临床表现：局部皮损持续疼痛，呈刺痛、窜痛、隐痛，入夜疼痛加剧，按压可稍减轻；神疲乏力，头晕目眩，肢体倦怠，夜不能寐，纳呆便溏，久立皮损加重。次症为局部瘙痒、麻木不适、蚁行感、忧郁、焦虑。舌暗苔白，脉细弱。

治法：补气化瘀。

靶方：补阳还五汤（《医林改错》）加减。

加减：疼痛严重者加五灵脂、延胡索，便溏者加藿香、佩兰，水肿严重者加益母草、车前子，纳呆者加鸡内金、焦神曲、陈皮。

（3）虚态阶段

①脾不统血证

临床表现：皮肤出血，血色淡稀或紫暗；常兼口淡纳减，腹胀，时有便溏，面色不华，少气懒言，肢倦乏力，或女性月经淋漓、量多、先期、崩漏；舌淡胖嫩、有齿印，苔白少津，脉细弱。

治法：健脾益气止血。

靶方：补中益气汤（《内外伤辨惑论》）或归脾汤（《济生方》）。

加减：尿血者加小蓟、石韦、阿胶等。腹痛者加乌药、陈皮、香附。纳差者加鸡内金、焦神曲、陈皮等。黑便者加血余炭、炮姜等。

②脾肾阳虚证

临床表现：四肢厥冷，水肿，皮损暗红，遇寒加重，或有局部冷痛或刺痛、青紫等症状；尿浊，小便清长，夜尿多，小便淋沥不尽；舌淡苔白腻，脉沉迟。

治法：温肾健脾。

靶方：实脾饮（《证治准绳》）合金匮肾气丸（《金匮要略》）加减。

加减：尿浊者，加金樱子、芡实；夜尿多、小便清长者，加桂枝、浮小麦、威灵仙。

3. 预后调护

保证饮食营养均衡，起居有节，劳逸适度。注意肢体保暖防寒，避免风、寒、湿、热毒邪入侵。避免久立，病情严重时卧床休息。坚持治疗，保持心情愉快，树立信心。忌肥甘厚味，禁烟酒。保持患肢皮肤清洁，有皮损则要防止感染，促进伤口尽快愈合。艾灸足三里、三阴交穴位。

4. 小结

按青斑样血管炎病机的不同可将其分为湿、瘀、虚三态。三态不能完全分开，可能同时存在情况，且在疾病发展演变或治疗过程中可能相互转化。

5. 验案举隅

夏某，女性，20 岁。2019 年 9 月 15 日初诊。

主诉：双小腿起红疹、溃烂伴痒痛 1 年余。

现病史：患者 1 年前无明显诱因双小腿起红疹、溃烂，伴痒痛，当地医院诊断为"紫癜"，给予口服药物治疗（具体不详），自觉疗效欠佳。又至宜昌市某医院就诊，诊断为"变应性血管炎"，给予阿司匹林片、血塞通片、雷公藤多苷片、碘化钾等治疗，皮疹部分消退，但仍不断有新发皮疹，且双足踝部皮损破溃流脓，双踝、双膝关节疼痛。遂至我科就诊。皮肤组织病理学检查：镜下见角化过度，表皮增生，真皮浅层血管增生，浅深层血管周围可见不等量淋巴细胞、组织细胞浸润，可见管壁纤维素样渗出及血栓形成，皮下脂肪小叶内可见不等量淋巴细胞浸润，诊断考虑青斑样血管炎。刻下症：皮损刺痛，暗红，有瘀点、瘀斑；四肢厥冷、水肿，痛经，月经前后腰酸背痛，便溏；舌淡、舌尖有瘀点，苔白，脉沉。

西医诊断：青斑样血管炎。

中医诊断：脉痹。

辨证：寒凝血瘀证。

治法：温阳化瘀。

方药：当归四逆汤合桃红四物汤合五苓散。

当归 10g	桂枝 15g	炒白芍 10g	茯苓 30g
炒白术 15g	泽泻 15g	车前草 15g	路路通 10g
车前子 15g	附片（先煎）10g	干姜 20g	丹参 20g
延胡索 20g			

14 剂，水煎服，每日 1 剂，分 2 次服。

2019 年 10 月 4 日二诊：患者四肢略温，水肿明显消退，部分溃疡处结痂，未见明显新发皮疹，疼痛略好转，便溏好转、大便成形，但仍有局部溃疡明显，伴疼痛。守上方加没药 6g、乳香 6g、熟地黄 20g、红花 6g，去车前草、车前子、泽泻。30 剂，水煎服，每日 1 剂，分 2 次服。

2019 年 11 月 4 日三诊：患者皮损破溃处未见明显渗出，基本干燥，溃疡愈合，疼痛消失。大便基本每日 1 行，性状正常。痛经症状较前改善。后随访患者，溃疡未见新出。

按：根据青斑样血管炎态靶诊疗体系判断，该患者属于瘀态阶段，寒凝血瘀证。寒湿下注阻碍气血运行，血凝不流，瘀阻不通，而致血瘀。血瘀阻碍气血运行，不通则痛，故疼痛明显，方中当归四逆汤可温通经脉、活血化瘀。寒湿下注，故水肿明显，而五苓散具有温阳化气行水之功效。在此基础上又加附子助阳补火、散寒止痛，丹参、延胡索、红花等活血化瘀，乳香、没药活血生肌。

参考文献

［1］仝小林．态靶医学——中医未来发展之路［J］．中国中西医结合杂志，2021，41（1）：16–18.

［2］魏军平，刘芳，周丽波，等．北京市糖耐量异常和糖尿病危险因素及中医证候流行病学调查［J］．北京中医药，2010，29（10）：731–737.

［3］仝小林，何莉莎，赵林华．论"态靶因果"中医临床辨治方略［J］．中医杂志，2015，56（17）：1441–1444.

［4］仝小林．论症、证、病结合辨治模式在临床中的应用［J］．中医杂志，2010，51（4）：300–303.

［5］张立双，江丰，康立源，等．张伯礼教授治疗脉痹临证释疑［J］．天津中医药，2015，32（7）：385–387.

第四节　扶正祛邪学说

"整体观念"和"辨证论治"是中医理论的两大特色，二者均以"阴阳学说"为基础。由此可见，治病必求于本，即应以阴阳为本，平调阴阳，达到"阴平阳秘"的状态，即为治病所求之"本"。

"邪之所凑，其气必虚"是机体发生病变的根本机制。中医学认为，虽然致病的原因在于"邪凑"，但发病的关键却是"气虚"，所以在治疗上当以"扶正祛邪"为基本治则，予以扶助正气、祛除邪气，方能达到治病的目的。皮肤是人体最重要的免疫器官之一，是人体抵御外邪的第一道防线，皮肤若发生病变，既是邪之所凑的直观体现，又是机体正虚的必然结果，故扶正祛邪理论在皮肤病中有着广泛的适用性。

一、扶正祛邪的立论依据

中医学的传统观点认为，发生在同一机体内的疾病，在复杂的情况下能呈现出病机相反、阴阳相逆的双向性病理变化，如表寒里热、上热下寒、升降相悖等，当然也包括正虚邪实。《素问·玉版论要篇》将此种表现称为"阴阳反作"，即为"逆"，并认为其治在"权衡相夺"。

清代医家高士宗在《素问直解》中云："权衡者，得其平也，相夺者，夺其逆于右者从左，逆于左者从右。"故"权衡"即为调节平衡的意思，而"相夺"则指从其反相纠正。针对机体内出现如正虚邪实这样的双相性病理变化，采用"权衡相夺"的方法，进行反向的权衡调节。张仲景以此为据，提出"观其脉症，知犯何逆，随证治之"的重要辨治原则。以上种种，即为扶正祛邪的立论依据。

二、正虚邪实的病因病机

（一）正虚分表里

外来邪气侵袭肌表，卫气虚弱，不能抗邪于外，或外来邪气太盛，过度耗散卫气，均为肌肤发生病变的重要原因。由此产生了营卫不和、卫表不固等诸多以"表虚"为主的病机变化。

皮肤病虽病在肌肤，但亦与脏腑虚弱息息相关，即"里虚"。肺主皮毛、朝百脉，是沟通机体内外的中心环节。肺气虚弱，则皮毛、腠理开阖失司，邪气即乘虚而入；肺阴亏虚，不能濡养肌肤，皮腠失其濡养而干燥。由此可见，皮肤病的发生，多由肺脏虚衰、功能失司所致。

脾主运化，是后天之本。一方面，脾气健旺可使肺气充盈，肺脾二脏所生宗气化为卫气，充养皮毛；另一方面，皮毛所需营养物质均为脾脏所化生，脾虚则运化失司，水谷精微无法生成、输布，可致多种皮肤病的发生。

《素问·阴阳应象大论篇》中以"皮毛生肾"反映肾和皮毛的密切关系。肾通过多个脏腑构建了其与皮毛的相互关系网，如肾藏精，精血同源，肝肾阴精不足，则无法化生血液来濡养皮毛；又如肾阳温煦，为水之下源，与脾相互作用维持体内津液代谢平衡，肾阳不足则津液生化失司、痰浊阴邪内生，皮毛津液代谢障碍；

再如金水相生，肺肾阴阳互资，若肾精不足，肺气即虚，皮毛正常功能则难以维继。

由此可见，皮肤病的正虚分为表虚与里虚，在表为卫气虚弱，御外无力；在内多责之肺、脾、肾三脏虚弱。

（二）邪实辨内外

皮肤是机体抵御外来邪气的第一道防线，故外邪也是导致皮肤病发生发展的重要因素。

"痒自风来"，多种皮肤病，如荨麻疹、银屑病、皮肤瘙痒症等的发病均与风邪有直接的关系。不仅如此，风为百病之长，多与他邪合而为患。例如，与湿邪相合，侵袭肌表发为湿疹；与热邪相合，风热犯表，发为疮疡。除风邪外，湿邪侵袭肌肤，参与了湿疹、水痘、带状疱疹等疾病的发病；红皮病、系统性红斑狼疮、天疱疮、多形红斑、玫瑰糠疹等是由热邪外袭，入营化火所致。

除外感邪气外，皮肤病还与机体内部实邪有关，包括内热、内湿、气滞、瘀血等诸多致病因素。

《素问·至真要大论篇》所云"诸痛痒疮，皆属于心"，是对外科疮疡疾病的高度概括，强调了心主血脉、心藏神的功能。

《灵枢·痈疽》曰："夫血脉营卫周流不休……寒邪客于经脉之中，则血泣，血泣则不通，不通则卫气归之，不得复反，故痈肿。"由此可见，气血壅滞则发为痈，不通即痛始作。李念莪曰："热甚则疮痛，热微则疮痒。"痒在此指疼痛较轻微的感受，亦属实，病机在于火，痈疡大抵如此。《圣济总录》卷第一百一十八云："口舌生疮者，心脾经蕴热所致也。盖口属脾，舌属心，心者火，脾者土，心火积热，传之脾土，二脏俱蓄热毒，不得发散，攻冲上焦，故令口舌之间生疮肿痛。"舌为心之苗窍，故主要责之于心之实火。

刘完素曰："五志过极皆为热甚。"张景岳曰："情志之伤，虽五脏各有所属，然求其所由，则无不从心而发。……心为五脏六腑之大主，而总统魂魄，兼赅志意。"《灵枢·本神》曰："心怵惕思虑则伤神，神伤则恐惧自失，破䐃脱肉，毛悴色夭。"由此可见，一切精神活动均由心所主，故七情内伤，心皆受之。皮肤病患者往往因瘙痒难耐，白天精神不安，夜间入睡困难，甚者入睡后因痒而醒，久而久之，则出现焦虑、烦躁、抑郁等精神障碍，现代心理学将这种因精神心理因素而引起的皮肤瘙痒称为心因性瘙痒，往往可随着情绪的变化而加重或减轻。再如痤疮，其本身影响面部美观，易导致患者产生社交焦虑、抑郁等负面情绪，又进一步刺激毛囊皮脂腺分泌，使痤疮久治不愈。由此可见，心神也影响着非痛痒性疾病的发生。

综上，心为阳脏，易生火毒，壅滞气血，不通而痛，肉腐血败，蕴而成疮；或七情内伤，神志不畅，心脏受之，发于肌肤，导致以机体实邪为主的皮肤病的发生，如神经性皮炎、痤疮等。

皮肤病的发生与情志异常关系密切，不良情绪既能导致疾病发生，又是促进疾病发展的重要因素。除与心主神明有关外，皮肤病还与肝脏的疏泄功能密切相关，如肝郁化火、热蕴肌肤，肝郁气滞、血瘀肌肤，肝郁乘脾、湿热蕴肤，等等。

综上，实邪亦对于皮肤病的发病产生了重要影响。皮肤病之病因，在外是以风为主的六淫邪气，在内多与不良情绪有关，责之心、肝二脏，加之在此基础上而形成的内湿、内火、气滞、瘀血等，与外邪相互结合而发病。

三、扶正祛邪指导下的临床辨治方略

（一）分期辨治

1. 早期——祛邪解表、清热解毒

皮肤病的早期，病势发展迅速，病情严重，症状剧烈，以皮损颜色鲜红、面积不断扩大、瘙痒剧烈等症状为主，呈现出一派以邪实为主的特征，故治疗当针对其特点，选用清热、凉血、解毒、消风、活血等治法，同时为防止苦寒药物伤正，可酌情加以扶正之品。

2. 中期——重视正气、顾护脾胃

经过早期的治疗，病势渐缓，此时皮损颜色逐渐转暗，患者往往自觉疲惫不堪，即为正邪进入相持阶段。脾为气血生化之源，加之苦寒之品戕伐，导致皮肤病中期患者的临床表现多以脾胃气虚为主。此时治疗当以扶正为主，兼顾祛邪，多以健脾益气、升阳益胃为主要治法，佐以祛风、除湿、清热、解毒等。

3. 后期——扶助阳气、滋补阴血

疾病迁延不愈，多责之阳气不足。皮肤病后期，患者往往出现畏寒、皮损色淡、腰膝酸软、便溏、脉沉细等表现，反映机体阳气已虚，治当以扶助阳气为主。但阴阳互根互用，阳气的亏虚多伴有阴血的不足，阴血不足则生内燥，以致银屑病、特应性皮炎等多种皮肤病在疾病中后期出现皮肤干燥及脱屑等阴血不足、肌肤失养的表现，治当阴中求阳，滋补肝肾之阴血以润燥。此外，伴随阳虚而来的多有痰浊、瘀血等阴寒实邪，但此时表现多不明显，当在扶助阳气的基础上，佐以祛瘀血、化痰浊等祛邪之品方奏全效。

（二）选方用药

面对正虚邪实、虚实夹杂的复杂病机，选方用药当以扶正祛邪、攻补兼施为主，多采用虚实双相调节的治法。扶正主要包括益气、养血、养阴、温阳四种治法，祛邪包括化湿、泻火、散火、祛风、解毒、化瘀等治法。扶正与祛邪两类治法的权衡相夺，是中医药治疗皮肤病取效的关键。

1. 益气与祛邪的双相调节

若患者禀赋不足，脾胃虚弱，津液运化失司，湿邪泛溢肌肤，发为湿疹，多伴有形体消瘦、纳呆、胃脘胀满、便溏等症状。朱仁康先生针对此脾虚湿蕴肌肤的证型，创立具有健脾化湿功效的小儿化湿汤。方中苍术、茯苓、泽泻、陈皮健脾燥湿，麦芽行气除胀健脾，作为益气扶正之品；再配六一散、泽泻，淡渗利湿，兼以清热，作为祛邪之品，使三焦内蕴之湿热从小便而出。

若在脾胃虚弱的基础上，面对湿热化火，火热入营血而发的以皮损面积不断增大、皮疹色红等为主要症状的皮肤病，再用小儿化湿汤则清热之力已显不足，此时多选用李东垣的补脾胃泻阴火升阳汤健脾泻火，佐以清热、解毒、祛风之品，以实现扶正与祛邪的双相调节。

2. 养血与祛邪的双相调节

风盛则干，风为阳邪，侵袭肌表，易耗损津血，伤阴化燥，导致血虚、血燥证的发生，此即"风盛津伤则血枯"之意，临床表现多以皮肤干燥、瘙痒为主。朱仁康先生以《外科正宗》中的消风散为基础方，化裁而成养血消风散。此方具有养血润燥、消风止痒的功效，多用于证属血虚风燥的脂溢性皮炎、皮肤瘙痒症、湿疹、神经性皮炎等。

若面对阴血不足，兼有风热，症见皮肤生疮、皮疹红赤，或肿或痒，或脓水浸淫者，可选用《重订严氏济生方》中的当归饮子为基础方养血益阴，佐以清热、祛风等祛邪之品，从而进行双相调节。

3. 养阴与祛邪的双相调节

在疾病中后期或患者年老体弱的情况下，病邪往往耗液伤阴，又因湿性黏滞，缠绵难愈，形成了阴虚湿盛的病机，多见于亚急性湿疹、阴囊湿疹、天疱疮等疾病。此时选方用药十分棘手，宜滋阴固本，但滋腻之品恐有助湿之弊，若祛邪除湿，又容易导致伤阴化燥。朱仁康先生对此，以滋阴除湿立论，创滋阴除湿汤，兼顾养阴与除湿。方中生地黄、玄参滋阴清热，当归、丹参养血和营，四药同用为君；茯苓、白术健脾利湿为臣，除湿而不伤阴；白鲜皮、蛇床子除湿止痒，性燥而制滋补之腻滞，为养阴与除湿、祛风双相调节之法。

若阴血已伤，风邪入里化热，朱仁康先生以《金匮要略》三物黄芩汤为基础方，加当归、赤芍、苍耳子、白鲜皮、地肤子、甘草而成皮癣汤。该方以生地黄、赤芍养阴凉血为主，佐以祛风、清热祛邪之品，亦是养阴与祛邪的双相调节之法。

4. 温阳与祛邪的双相调节

阳气不足之证在皮肤病的中后期多见。其中，脾为中州之官，对津液代谢起到了重要作用，脾胃阳气不振是多种皮肤病缠绵不愈的重要原因，如湿疹、特应性皮炎、荨麻疹、银屑病等，治疗多以升阳益胃汤补益脾胃、扶正温阳，同时针对不同的病邪，可佐以祛风、清热、解毒、除湿、凉血等治法。

此外，温通阳气的治法在皮肤科十分常用，前文所提治疗银屑病的开玄解毒汤即用麻黄、附子、细辛温通阳气以开郁闭，此法不仅适用于银屑病，在慢性顽固性痤疮中亦有较好的疗效。治疗慢性顽固性痤疮时，仍以麻黄、附子、细辛为基础，起到通阳扶正的作用，另佐清热解毒之黄连，清热活血之丹参、白花蛇舌草，再佐以解毒之芍药，而成通阳解毒汤。此方温阳与祛邪同用，除慢性顽固性痤疮外，亦可用于皮肤结节、囊肿等。

四、扶正祛邪学说的皮科应用

（一）银屑病

目前，对于银屑病较为一致的论治思路是从"血"论治。赵炳南先生提出将寻常型银屑病分为血热证、血燥证和血瘀证三型论治。关于银屑病证候分布的相关文献分析显示，三种证型的占比分别为血热证 32.86%、血燥证 23.56%、血瘀证 19.43%，累计共占 75.85%。西医学中的急性期可与血热证对应，以皮损鲜红、新出皮疹不断增多或范围迅速扩大为特征；缓解期可与血燥、血瘀二证对应，当皮损淡红、鳞屑干燥时为血燥证，而血瘀证较之皮损暗红、肥厚浸润，且经久不易消退。

患者素体血中蕴热，外又复感风热毒邪，或恣食腥发动风之品，或情志异常而五志化火，内外相合，导致血热生风、生燥，故见皮肤潮红、脱屑等症状；若日久伤阴、伤血而致阴血亏虚或瘀阻，则肌肤失于濡养而干燥脱屑。因此，血热、血燥、血瘀这一主线贯穿疾病始终，其间若是病初与他邪纠缠反复致病或素体缺损则易伤难复。

朱仁康先生指出"血分有热"的观点，是指气分有热，郁久化毒，继而波及营血。与温病的"热入营血"不同，银屑病患者没有出现神昏、躁动不安、舌绛等毒热耗伤阴血的证候，亦不见肌肤斑点等邪热迫血溢于脉外之象。

虽然通过从血论治可使多数患者病情好转，但并非所有银屑病患者都可从血论治，部分患者治疗效果并不理想，日久难愈，迁延反复，即为佐证。与此同时，临床中一些患者的症状并不符合这三种证型，又因患者自身体质、疾病进展阶段、药物干预、饮食习惯等诸多因素的共同作用，导致银屑病的病机错综复杂。因此，需要在从血论治的基础上再有所创新。

1. 扶正祛邪指导下的病机及辨治

面对银屑病愈加复杂的病机，诸多医家在扶正祛邪理论的指导下，对银屑病的病机及辨治展开了进一步的探索，主要可以从脏腑盛衰、邪气停留、阴阳虚衰三个方面加以概括。

（1）从脏腑盛衰论治：该病外伤皮肤，内伤脏腑，从脏腑盛衰论治是治疗银屑病不可或缺的思路之一。

①从肺论治：五脏中肺位最高，有"华盖"之称，其叶娇嫩，不耐寒、热、燥、湿诸邪之侵，外合皮毛，既与自然界息息相通，又朝百脉、主治节而沟通五脏。有研究者将银屑病分为肺热壅盛、肺燥不润、肺胃津伤 3 个证型，并观察清燥救肺汤治疗 54 例寻常型银屑病肺燥证患者的临床疗效，其治疗组的愈显率为 81.5%。还有研究者在运用清热解毒的主体疗法时，尤其重视清肺热、解肺毒，在选方用药上常选用轻灵透达、清解发散之品，如金银花、连翘等。

②从肝论治：银屑病患者的不良情绪与精神压力往往成为使疾病复发和加重的重要因素。当肝的疏泄功能异常时，能够进一步影响其他脏腑或病理因素的变化，据此提出肝郁化火、血热蕴肤证，肝郁气滞、血瘀肌肤证，肝阴亏虚、血燥风盛证，肝脾失和、湿热蕴肤证，肝火犯肺、风热外袭证五个证型，提倡从肝论治的辨证思路。有研究者观察到银屑病的诱发与精神因素关系密切，皮疹多出现在肝胆二经循行之处，故认为该病与肝有密切的联系，并提出兼顾清肝、疏肝和柔肝等一系列治肝之法。

③从脾论治：一方面，从培土生金考量，肺属金，脾属土，脾健肺旺，肺旺则滋；另一方面，人体生命活动的正常进行及气、血、精、津液的化生和充实，均依赖脾胃运化水谷精微。基于此，段行武强调，银屑病的调护要"三分治疗，七分调养"。患者多为胃强脾弱的肥胖体质，脾脏的运化能力本就偏弱，因此更要合理膳食，以食后皮损不加重为原则，同时在治疗方面常加党参、白术等补脾之品，以使四季脾旺不受邪。

（2）从邪气停留论治：若是血热与他邪夹杂，或风火相煽，或湿热留恋，或热毒内壅，病症本就复杂，单清血热难以奏效，纵使用大剂量攻伐之品，仍会留有宿邪，致疾病反复难愈且日益顽固。

①从风论治，内风、外风均可致病：风有内外之分，虽亦有外感六淫而发者，

但多数由血热生风、风盛化燥而致。此因果相成，整体以内风为主，又可分为风盛血热和风热血燥证。在治疗儿童银屑病时需结合儿童全而未壮、易寒易热的生理特点，考虑患儿多为肺气不足、卫外不固之体，当受风寒、风热侵袭时，营卫失和，气血不调，邪气郁于皮肤而发病，故儿童银屑病以风寒、风热犯肺为主。

②从湿论治，燥邪、湿邪互为因果：燥湿互化是银屑病病机中不可忽视的方面，二者看似矛盾，实则互为因果。无论病因如何，但凡邪气皆可引起机体的气机郁滞，燥邪亦可。此时气不行则津聚湿阻，不能输布精微以润养肌肤腠理，导致燥邪内生，更进一步妨碍津液的输布，故而湿成。燥湿转化，互为因果可能是导致疾病反复、迁延的重要因素，临床治疗可选用土茯苓、白鲜皮等祛湿之品。

③从毒论治，热、瘀与毒缠绵胶着：禤国维认为，银屑病的病机以血燥为本，瘀毒为标，进行期以毒热炽盛为主，稳定期则因邪毒阻滞气血运行而发病，并将银屑病分为血热毒瘀、血虚毒瘀、脾虚毒瘀三型，总结出皮肤解毒汤为该病的基本组方，其中白花蛇舌草、土茯苓、肿节风用量偏大。张作舟的观点是"热聚而成毒"，因此善用蒲公英、白花蛇舌草、白英等解毒之品，并且基于瘀毒热结的病机，提出清热解毒与活血化瘀并行之原则，认为若仅以清热、凉血、解毒法治疗，初期效果可见，但日久寒气凝滞，毒邪将无以散去，而使郁滞加重、邪毒化热。若单予活血化瘀之品，毒邪乘势四散，遍布周身，则临床症状会进一步加重，甚至形成不可控之势，因此应从毒、从瘀共同出发治疗银屑病，使毒瘀同去。此外，呼吸道感染是诱发银屑病的重要因素，包括感冒、咽炎、扁桃体炎等，对应在中医学中可以理解为毒邪，故常用草河车、板蓝根、北豆根、射干、木蝴蝶等以利咽解毒。

（3）从阴阳虚衰论治：若疾病日久，阴血已耗，阳气受损，此时单用清热凉血之法疗效有限，需复其阴阳，固其根本。

①从阴虚血燥论治：银屑病的发生主要是因为患者素体本虚，可以理解为在遗传因素的影响下，有些患者为阴虚阳亢的体质，故较其他人易生内热，耗伤精血，而当精血不足时燥邪内生，可导致银屑病的发生。同时，疾病反复日久必伤阴血，易发展为血燥之证，此时常见舌红少苔之象，如久病不愈的中老年患者或产后复发的女性患者，皮疹多呈淡红或暗红之色，且鳞屑较薄易脱落，此时瘙痒不甚，辨证主要为肾阴不足，冲任失调，常予滋水清肝散加减以补益肝肾，效果亦佳。

②从阳虚痰浊论治：对于部分具有头重如裹、肢体沉重、胸闷不舒、肥胖、舌有齿痕等特征的患者，推测痰浊困遏可能是后期斑块状皮损治疗效果停滞的原因之一，故以温药和之，疗效较好。若患者服用大量苦寒药，导致阳气渐虚，每

一次发作均会伤及一分阳气，可尝试在临床中运用桂枝、附子等辛温类药物，以温通宣散，达到补火助阳的目的。

③从病络虚实论治：银屑病组织病理变化与病络理论中的"虚""瘀""毒""热"具有相关性。当邪气侵袭络脉、正虚或络脉本身发生病变时，将导致皮之络脉的形态及功能异常，从而造成皮肤形态和功能的损伤，引发银屑病。此时患者络脉（气络、血络）空虚，在皮肤组织上表现为表皮角化不全，颗粒层变薄或缺如；结合中医学传统宏观辨证方式，借助西医学微观研究手段，可以发现表皮的棘层最厚，与中医学肺主皮毛之说相近。患者角化不全和棘层肥厚应归咎于肝血不足和肺气虚弱等，提示可以从病络虚实的角度调治银屑病。

医者受既往经验与学术流派的影响，导致其探索银屑病的角度亦有所不同，从而形成以扶正祛邪为指导的脏腑盛衰、邪气停留、阴阳虚衰三个方面的辨治思路。就脏腑盛衰而言，若患者易出现上呼吸道感染症状或鼻炎、咽炎频发，可考虑肺燥伤津、肺热化毒；若患者情绪焦虑紧张，时常叹息，则肝火、肝郁、肝阴亏虚在该病的发生发展过程中起到了重要作用；同样，若饮食不节或脾运不健，致水谷精微供给失常而患病，即可从脾胃论治。就邪气停留而言，观察病理产物较为重要，风为百病之长，必混杂他邪侵袭人体；燥湿相互夹杂，燥盛不能行水而夹湿，湿聚不能布津而化燥；热势盛或有咽喉疾患可归咎于毒邪。就阴阳虚衰而言，通过八纲辨证，阴阳失衡能够使机体在形、用两个方面均无力与邪气抗争，此时以调整阴阳为要，需补阴血、助阳气、实虚络。

在扶正祛邪思路的指导下，医者治疗银屑病时应视刻下症的情况，在从血论治的基础上，结合脏腑盛衰的变化、邪气扰乱的情况、阴阳的平衡关系，予以全面综合诊治，形成既关注辨证体系，又关注个体现状的高质量诊疗方案，从而提高临床疗效。

2. 验案举隅

池某，女，29岁，2023年2月5日初诊。

现病史：患者已确诊银屑病10余年，新型冠状病毒感染后皮疹大面积发作，由耳、腰发展至全身，外用激素治疗，疗效一般，皮疹有渗出，诊时红斑（+++），浸润（+++），鳞屑（++），瘙痒（+）。平素四肢冰冷，畏寒，无汗，大便时干时黏，舌淡暗、有齿痕，苔薄白，脉细弦。

西医诊断：银屑病。

中医诊断：白疕。

辨证：玄府郁闭，阳气不足，湿瘀互结。

治法：开通玄府，扶阳祛邪。

方药：麻黄 9g　　　　桂枝 20g　　　　熟附子 15g　　　　细辛 3g

青黛 3g　　　　　槐花 20g　　　　柴胡 12g　　　　　赤芍 20g

炒枳壳 10g　　　生姜 10g　　　　大枣 10g　　　　　甘草 10g

14 剂，每日 1 剂，水煎服。

2023 年 2 月 22 日二诊： 患者服上方后皮疹较前好转，颜色由红转暗，较前变平，仍四肢冰冷，大便调，舌淡、有齿痕，苔薄白，脉细弦。

方药：麻黄 9g　　　　桂枝 20g　　　　细辛 3g　　　　　青黛 3g

柴胡 12g　　　　赤芍 20g　　　　炒枳壳 10g　　　生姜 10g

大枣 10g　　　　甘草 10g　　　　桃仁 10g　　　　三棱 10g

莪术 10g　　　　全蝎 3g　　　　　熟附子（先煎）30g

14 剂，服法同前。

2023 年 3 月 8 日三诊： 患者服上方后皮疹部分消退，残余皮疹较前继续变薄，颜色由暗转红，红斑（+～++），浸润（+～++），鳞屑（+），瘙痒（+），仍畏寒，但遇热出现瘙痒，口唇红，舌暗、边尖红、有齿痕，苔白腻，脉细弦。

方药：麻黄 9g　　　　桂枝 20g　　　　细辛 3g　　　　　柴胡 12g

赤芍 20g　　　　炒枳壳 10g　　　生姜 10g　　　　大枣 10g

甘草 10g　　　　桃仁 10g　　　　三棱 10g　　　　莪术 10g

全蝎 3g　　　　　茯苓 20g　　　　焦三仙各 20g

熟附子（先煎）30g

14 剂，服法同前。

2023 年 3 月 29 日四诊： 患者服上方后瘙痒减轻，陈旧暗红皮疹继续变平。现偶有新出点滴状红色丘疹，仍畏寒，无汗，舌质暗、舌尖红、有齿痕，苔中部黄腻，大便调，因近期感冒咽中有痰。

方药：麻黄 9g　　　　炒杏仁 9g　　　　薏苡仁 30g　　　甘草 10g

荆芥 10g　　　　防风 10g　　　　羌活 6g　　　　　柴胡 12g

前胡 10g　　　　川芎 10g　　　　党参 10g　　　　茯苓 20g

炒苍术 12g　　　牡丹皮 20g　　　半夏 20g　　　　陈皮 10g

14 剂，服法同前。

2023 年 10 月 25 日五诊： 患者服上方后原有皮疹基本消退，遂自行停药半年。1 个月前气候转凉后皮疹复发，以四肢为主，大片泛发，红斑（+++），浸润（++），鳞屑（+），瘙痒（++），咽干，大便干，舌暗、边尖红、有齿痕，苔白，脉细滑。

方药：麻黄 6g　　　　杏仁 9g　　　　　石膏 60g　　　　甘草 10g

全蝎 3g	牡丹皮 20g	生地黄 30g	青黛 6g
龙胆草 12g	水红花子 20g	三棱 20g	莪术 20g
荆芥 20g	桂枝 20g	桑枝 20g	路路通 10g

14 剂，服法同前。

另处血塞通片，每次 2 片，每日 3 次。

2023 年 11 月 29 日六诊：患者服上方后下肢皮疹基本消退，肘部皮疹仍厚，少许点滴状红丘疹，四肢冰冷，舌边尖红、有齿痕，苔黄腻，口唇红，脉细滑。

方药：
麻黄 6g	石膏 60g	甘草 10g	全蝎 3g
生地黄 30g	龙胆草 12g	水红花子 20g	三棱 20g
莪术 20g	荆芥 20g	桑枝 20g	路路通 10g
浮萍 30g	升麻 15g	柴胡 12g	白花蛇舌草 30g

14 剂，服法同前。

另处血塞通片，每次 2 片，每日 3 次。后随访知患者皮疹持续消退至完全消失，遂停药。

按：此案银屑病与其他不同，患者虽然年轻，但病程已经有 10 年之久，从患者畏寒、四肢冷以及舌淡而有齿痕来看，当属阳气虚弱，寒湿不化，加之无汗、红疹遍出，则属玄府郁闭，邪郁而化热之证，故治疗当以开玄为标、温阳为本，鼓邪外出。麻黄、桂枝、附子、细辛辛温大热之品同用，配四逆散引阳达四末肌腠，再以姜枣调营，青黛、槐花走表清郁热。二诊时患者皮疹减轻，颜色由红转暗，为邪去之象，故在一诊方的基础上将附子用量加大到 30g，增强温阳、散寒湿的作用。鳞屑肥厚，为痰瘀互结之象，方中再加桃仁、三棱、莪术、全蝎化痰散结，走窜祛瘀。三诊时患者皮损持续变薄，颜色由暗转红，亦是痰化瘀散的表现，虽然有遇热瘙痒、口唇红等热证，但患者总体仍以虚寒为主，是以保持温阳之品的用量不变，配合健脾助运的焦三仙顾护中焦，健脾扶正。四诊时患者受凉感冒，结合未解之银屑病，以麻杏苡甘汤开玄解表、温阳利湿，荆防败毒散疏风解表，合二陈汤化痰软坚，使风寒之邪去，痰湿得以温化，皮疹基本消退。9 月气候转凉，患者之皮疹再次大面积复发，发作的程度和初诊相差不大，不同的是，此时一派郁热内蕴之象，若再重用温阳之品，犹如抱薪救火，邪必不能除，随即转换思路，辨以玄闭内热，治以开玄清热，故以麻杏石甘汤为基础方，大剂量使用石膏 60g，直折火势，另配散瘀、软坚、通络、凉血之品，使患者复作之皮疹迅速消退。六诊时，去降气之杏仁、寒凉之青黛，改桂枝为浮萍以配麻黄之开宣，加升麻、柴胡助阳气之升发，血塞通片加强汤药化痰软坚之效，立足祛邪。纵观整个病程，前半年注重温阳开玄以扶正，大量使用辛温大热之品，后半段则随证而变，以清解、化痰、祛瘀为主，扶正升阳为辅，治法虽然相反，但均符合患者诊时的病机。此案体现了扶正祛邪理论在皮科临床中无与伦比的优势性以及灵活性，值得深入探讨。

（二）湿疹

湿疹病因复杂，发病机制尚不明确，治疗以免疫抑制剂、抗组胺药、抗生素、糖皮质激素等为主，然而长期使用有产生耐药性的风险，尤其对于部分老年患者，可能引发皮肤萎缩、高血压、糖尿病等。在扶正祛邪理论的指导下辨治湿疹，最能体现陈实功"外之症则必根于其内"的思想，强调脏腑正气不足、功能失调为湿疹发生的根本原因，内外相合为患是发生湿疹的重要条件，治疗上以扶正祛邪与治病求本为总则。

1.病因病机

中医学将本病归为"浸淫疮""湿疮""血风疮"等范畴，如《金匮要略·疮痈肠痈浸淫病脉证》中说："浸淫者，湿渍之状，脓水流处，即溃烂成疮，故名浸淫疮，是湿热蕴蓄而发者。"隋代中医典籍《诸病源候论·浸淫疮候》对本病的病因及表现有了进一步的描述："浸淫疮，是心家有风热，发于肌肤。初生甚小，先痒后痛而成疮，汁出，侵溃肌肉；浸淫渐阔，乃遍体……以其渐渐增长，因名浸淫也。"现代医家认为本病多由先天禀赋不耐，外感六淫，加之嗜食辛辣动风之品等，损及脾胃，湿热内生，发而为病。

（1）正虚阳衰，日久阳损及阴是湿疹发作的根本原因：朱仁康先生认为本病核心脏腑在脾，因饮食失宜而致脾失健运，湿从中生，如过食生冷伤及脾阳，或多食辛辣发散之品而生湿热，湿邪与热、风两邪泛溢肌肤，发为本病。故本病虽发在肌肤，在内却主要责之正虚阳衰，并且日久阳损及阴，还会出现皮肤干燥脱屑、瘙痒剧烈等阴伤之症。

（2）外感与内伤合邪为患是湿疹发作的必要条件：张作舟教授提出，本病虽形于外但发于内，除脾之外，还主要与心、肝二脏有关，并认为外感与内伤合而为患，风、湿、热三邪为导致湿疹发作的主要邪气。《黄帝内经》云："诸痛痒疮皆属于心。"心受风热，血脉凝滞而成疮。《外科正论·瘿瘤总括》进一步指出，其"由心火脾湿受风而成"，心主血脉，心火炽盛则扰动肝风，故湿疹皮损多见红斑、丘疹，局部皮温升高，伴发剧烈瘙痒。湿邪是湿疹的重要病因，机体外感水湿之气，土衰无以制之，流于肌肤，壅滞腠理，郁而化热，热盛生风，湿疹由生。同气相求，内外邪气相互搏结，郁滞肌腠发病，故见身热而肤痒，搔抓后流水。

2. 治则治法

由于内外合邪是湿疹发作的重要因素，故治疗当表里双解，以消风、清热、除湿为基本治法，尤其急性期的治疗当以祛邪为主。风邪作祟，周身瘙痒难耐，需消风止痒，除疏散外风外，还应注意平肝清热、祛除内风。对于火热炽盛，身热疹赤者，施以清心泻火，散卫表之风热，内外兼顾。此外，利湿之法需贯穿湿疹的治疗全过程，在用药上可选利水渗湿之品，导湿热之邪从小便而解。

湿疹的中后期则要遵循"善治斯疾者，惟在调和脾胃"和"治病先顾脾胃"的思想，重视顾护脾胃、培补中气。盖脾为后天之本、生化之源，脾气健运，则升降得宜，土旺而金自荣，亦可平木，肺卫得以宣发而起到充身、熏肤、泽毛的作用，则病不复作。今人饮食无度，起居无常，脾胃已伤，而治疗湿疹的药物大多偏于苦寒，更损脾胃，形成恶性循环，致使疾病反复发作，故治疗中切不可一味攻邪而伤正，中病即止，警惕虚虚之戒。

此外，一方面苦寒之品久服会伤及脾阳，日久阳损及阴；另一方面利湿、渗湿之品有伤阴耗液之弊，日久均会导致阴津损伤，故治当滋阴除湿并重。

3. 选方用药

（1）消风清热利湿为首要祛邪之法：由于湿疹的病因在于内外之风、湿、热，当以消风、清热、除湿为基本治法，遂拟定基础方，具体用药如下：荆芥 10g，防风 10g，泽泻 10g，车前子（包煎）15g，野菊花 15g，金银花 15g，白鲜皮 15g，蒺藜 15g，苦参 10g，黄芩 6g，生甘草 10g。方中荆芥、防风祛风解表，因其性微温，与方中寒凉药物配伍应用，以防苦寒败胃，刺蒺藜及白鲜皮平肝阳、清肝热、息肝风；金银花及野菊花清卫表风热，连翘及黄芩清心火、祛上焦诸热；湿邪是湿疹的重要病因，故可多用利水渗湿之品，以车前子、泽泻并用，导湿热之邪从小便而解。

（2）健脾升阳为根本扶正之法：湿疹中后期，治疗上强调立足脾胃，培补中气，健脾升阳，常以李东垣的升阳益胃汤为基础方加减应用。用药上相较于黄芪、白术、党参的健脾益气，更常用苍术、陈皮燥湿运脾，并且为顾护脾阳，多以淡渗利湿的茯苓、泽泻代替苦寒燥湿的黄连、黄芩、黄柏，防止其苦寒伤阳败胃。

湿疹反复不愈，皮损干燥脱屑，多考虑阴津耗损，治疗除健脾升阳外，还应当考虑滋阴除湿，方选朱仁康先生的滋阴除湿汤搭配使用，前文已有详细说明，在此不再赘述。

（3）用药权衡侧重，适当加减：若皮疹鲜红，多为热邪充斥气血，蕴而成毒，当加强清热解毒、凉血消斑之力，加金银花、野菊花、连翘之量以增清热解毒之力，再加牡丹皮、赤芍、白茅根以凉血消斑；若皮疹红赤且抓后有渗出，舌苔偏腻，则为湿热俱盛之象，常以龙胆草、土茯苓、茵陈清热利湿解毒；若糜烂渗出较著，为湿邪偏盛，需增加车前子、泽泻用量以清利湿邪；若皮疹肿胀明显，按之凹陷，为湿邪留滞肌腠，常用冬瓜皮、大腹皮、薏苡仁消皮里肉外之邪；若本病发于夏季，或于夏季加重，常用藿香、佩兰、香薷以清暑湿；若后期皮疹干燥粗糙，甚至皲裂角化，为阴虚血燥之象，选用火麻仁、玄参、天冬、麦冬、何首乌、当归、生地黄、鸡血藤养血益阴，活血润肤。

若瘙痒明显，早期常以牛蒡子、蝉蜕、地肤子消风清热止痒，日久则须乌梢蛇、全蝎搜风止痒。若瘙痒剧烈，甚至夜不能寐，则加珍珠母、远志、酸枣仁安神定志。若疾病日久，患者面色萎黄、乏力气短，多为气虚之象，常用黄芪扶助正气。小儿湿疹，有"心常有余，脾常不足"的特点，多伴有食少纳呆、腹胀便溏等消化不良症状，常以焦三仙健脾助运。

（4）配合外治，活用剂型：在剂型选择上，可以传统经验方结合现代科学技术，依据湿疹病损的轻重及形态的不同，随证调配外用制剂，满足不同患者需求。急性期皮损渗出较多，以中药药液溻渍冷湿敷为佳。关于溻渍法的应用，早在南朝医籍《刘涓子鬼遗方》中就有记载，后代亦有用丝绵、布棉溻渍之记载。溻渍药物以鲜马齿苋 60g 水煎疗效最佳，通常 1~2 天后渗出减少，瘙痒也随之减轻，7 天后糜烂面就可愈合，鲜有不良反应。皮损经溻渍治疗后渗出减少，易皲裂疼痛，可配合药油调敷清热敛湿、生肌长肉。常用二妙散（苍术 500g、黄柏 500g，共研细末，过 100 目筛）、祛湿散（黄柏 10g、黄芩 10g、寒水石 20g、青黛 5g，共研细末，过 100 目筛），香油调糊，敷于疮面。

急性湿疹若以潮红、脱屑而渗出较少的皮损表现为主，选择水包油霜剂为佳，其透气性良好，无油腻感，水分蒸发后，可促进皮肤炎症散发，特别是水溶性药物在水包油的基质中比油脂类基质更易渗透皮肤，能够更好地发挥疗效，代表药物为止痒润肤霜（紫草 15g、红花 10g、丹参 15g，将紫草、红花以凡士林 60g 炸焦，丹参用蒸馏水煎煮 2 次过滤，按水包油配方制成霜剂）；慢性湿疹若以肥厚斑块表现为主，可采用油包水霜剂，其含有的油脂相对较多，能够在皮损表面形成一层保护膜，更利于药物渗透，有助于恢复皮肤屏障，且不会污染衣物，患者涂后感觉舒适，常用药物有湿疹霜（青黛 6g、黄柏 60g、氧化锌 62g、煅石膏 60g、五倍子 60g，共研细末，过 80~100 目筛，将制好的药粉拌入霜剂）。

4. 验案举隅

（1）患者，男，51 岁，2002 年 11 月 15 日初诊。

现病史：患者半年前因发热就诊于当地医院，静脉滴注头孢唑林钠注射液后，全身出现红斑、丘疹、丘疱疹，有明显渗出，伴瘙痒，经抗组胺及糖皮质激素治疗后，皮疹基本消退，瘙痒消失。然此后稍食腥发动风之物，全身即出现红色皮疹，瘙痒剧烈，迁延不愈。近2周来患者无明显诱因全身皮疹复发，瘙痒无度，抓破后有少许渗出，抗组胺治疗后效果不显。刻下见头面、躯干及四肢泛发大小不等红色或淡红色斑片、丘疹和丘疱疹，融合成片，部分皮疹表面覆有浆痂，伴见抓痕、血痂及色素沉着，眼睑肿胀，夜寐不安，时有头痛，纳可，大便秘结，2日一行，小便黄。舌质暗、舌体胖，苔薄黄腻，脉弦滑。

西医诊断：慢性湿疹急性发作。

中医诊断：湿毒疡。

辨证：湿热内蕴，泛溢肌肤证。

治法：清热利湿，疏风止痒。

方药：

龙胆草 12g	金银花 15g	野菊花 15g	泽泻 10g
茵陈 10g	苦参 10g	黄芩 10g	蒺藜 20g
白鲜皮 15g	地肤子 15g	荆芥 10g	防风 10g
竹叶 6g	生甘草 10g	车前子（包煎）15g	

14剂，每日1剂，水煎服。另予止痒润肤霜外用，早晚各1次。

2002年11月30日二诊：服上方后患者皮疹渗出、瘙痒明显缓解，皮损干燥结痂，色暗不鲜，眼睑肿胀消退，头痛未再发作，大便正常，每日一行。舌质暗红、舌体胖，苔白腻，脉细弦。宗上方，去龙胆草、野菊花、茵陈、地肤子、竹叶，加生地黄20g、牡丹皮10g、赤芍10g，14剂水煎内服。予湿疹霜外用，早晚各1次。用药后皮疹基本痊愈，嘱其调摄情志，避免辛辣腥发之物，外用保湿润肤霜以保养皮肤，随访两年余未复发。

按：本病起初由药毒过敏所致，毒发生热积湿，湿性黏滞，与热相合，泛溢肌肤，极难透解，故缠绵半年不愈。近日病情反复前来就诊，四诊合参，主因素体湿热内蕴，易招风邪，风火相煽，故为身热疮疡，且风善行数变，易袭阳位，故患者头痛睑肿。张作舟教授拟分消并泻之法，以龙胆泻肝汤化裁水煎内服，外用止痒润肤霜，风、湿、热邪迅即消散。二诊时患者头面肿痛消失，渗出及瘙痒明显缓解，表明湿热之邪渐退，气阴已损之象显露。然湿热胶着，缠绵难去，效不更法，仍以清热祛湿为法逐余邪，兼以凉血育阴扶正，为固护气阴稍减清热利湿之力，加用生地黄、牡丹、赤芍凉血育阴，外治改用湿疹霜，滋润皮肤，患者皮损全部消退。嘱患者日常使用润肤霜（如维生素E乳）以保护皮肤屏障，畅情志，避免食用腥发动风之物，此后两年余未再复发。

（2）郭某，男，41岁，2023年5月17日初诊。

现病史：换季时湿疹发作5~7年，反复不愈。现躯干湿疹，手指皮下小水泡，换季、压力大时加重，平素夜卧较迟，大便尚调。舌暗红、有齿痕，苔黄厚腻，脉沉细。

西医诊断：慢性湿疹。

中医诊断：浸淫疮。

辨证：脾阳不足，湿热内蕴。

治法：健脾升阳，清热除湿。

方药： 羌活 6g　　　防风 9g　　　柴胡 9g　　　炒白术 10g

茯苓 20g　　　泽泻 10g　　　半夏 10g　　　陈皮 10g

白芍 10g　　　党参 10g　　　甘草 10g　　　徐长卿 20g

桂枝 10g　　　猪苓 10g　　　生白术 10g

14 剂，每日 1 剂，水煎服。

2023 年 6 月 7 日二诊：患者服上方后躯干部湿疹消退，舌苔变薄。现手指仍有皮疹，纳眠可，大便调。舌暗、有齿痕，苔薄黄，脉细滑。

方药： 羌活 6g　　　防风 9g　　　柴胡 9g　　　炒白术 10g

茯苓 20g　　　泽泻 10g　　　半夏 10g　　　陈皮 10g

白芍 10g　　　党参 10g　　　黄连 3g　　　甘草 10g

桂枝 10g　　　生白术 10g

14 剂，服法同前。

2023 年 7 月 12 日三诊：患者服上方后手指皮疹消退，舌苔续变薄，色已不黄。现面部、鼻周红斑新作，伴见红色丘疹、瘙痒，舌暗红、有齿痕，苔薄白，脉细滑。

方药： 党参 10g　　　甘草 10g　　　炒苍术 15g　　　黄芪 10g

生石膏 30g　　　黄芩 15g　　　黄连 6g　　　羌活 6g

柴胡 15g　　　防风 9g　　　升麻 15g　　　牡丹皮 20g

凌霄花 10g　　　龙胆 6g

14 剂，服法同前。

2023 年 8 月 2 日四诊：服上方后患者面部红斑减轻，红色丘疹较前减少，仍稍有瘙痒，躯干部新出皮疹，大便质稀，舌暗、有齿痕，苔白，脉沉细滑。

方药： 党参 10g　　　甘草 10g　　　炒苍术 15g　　　黄芪 10g

生石膏 30g　　　黄芩 15g　　　黄连 6g　　　羌活 6g

柴胡 15g　　　防风 9g　　　升麻 15g　　　牡丹皮 20g

厚朴 20g

14 剂，服法同前。

2023 年 8 月 23 日五诊：服上方后躯干皮疹消退，面部红斑继续减轻，大便仍稀，舌暗红、有齿痕，苔黄厚腻，脉沉细滑。最终以上方为主，酌加二陈（陈皮、半夏）及其他燥湿健脾类中药善后，以竟全功。

按：湿疹是由多种内、外因素引起的具有渗出倾向的皮肤变态反应性皮肤病。类似于中医学的浸淫疮、湿疮，根据其发病部位不同，又分为癌疮（手足）、脐湿疮（腹部）、旋耳疮（耳部）、绣球风（亦叫肾囊风，阴部）、四弯风（肘及腘窝）。皮肤病变部位主要表现有红斑、粟粒样丘疹、丘疱疹糜烂及渗出，后结痂、脱屑，皮损粗糙肥厚、苔藓样变等。与特应性皮炎等其他多种疾病有一定交集。

在病因方面，湿疹是由自身体质因素以及外在因素相互作用所致。自身因素包括过敏体质、脾胃虚弱、劳累、精神紧张等；外在病因常见接触化妆品、化学制剂、染料、粉尘、清洁剂，以及日晒、寒冷等。本案患者即由精神紧张、压力较大所致。

湿疹病机多为先天禀赋不足、后天调养失宜，加之外在因素，伤及脾胃，脾失运化，生湿饮停，注于心脉，化热生风，充于腠理、浸淫肌肤而为病。病邪以湿为核心，风、热为主，兼伤阴化燥，病位主要在脾、心、肝三脏。

选方用药上可尊李东垣的补脾思想论治，常用方剂有补脾胃泻阴火升阳汤及升阳益胃汤。其中，升阳益胃汤以六君子加黄芪补脾生肺为君，芍药敛阴调营为臣，羌活、独活、防风、柴胡除湿升阳为佐助，泽泻降湿浊、黄连泻阴火亦是佐助；补脾胃泻阴火升阳汤则以黄芪补气健脾升阳为君，人参、苍术、甘草健脾燥湿为臣，石膏清热燥湿散火为佐助，柴胡、升麻、羌活引清阳上行为佐使，长夏湿土当令，故以芩连泻之。

此案患者，据首诊病史及舌脉来看，脾虚之证十分明显，另舌暗可知患者为阳气不足之相，故治疗以升阳益胃汤为主，合五苓散健脾升阳、化气利水，并以此为主化裁辨治，扶正祛邪兼顾，打破常规凉血利湿、以祛湿为主的思维，另辟蹊径，切合病机，使患者二诊后湿疹基本痊愈。三诊时患者面部新出红疹，结合症状及舌脉，判断脾虚仍为本，但明显病机中热重于湿，治疗仍立足脾胃，以补脾胃泻阴火升阳汤为主，佐以利湿、胜湿、凉血，加强祛邪的力量，故四诊又获显效，以此思路坚持治疗至 8 月末，疾病终获痊愈。

（3）周某，女，26 岁，2023 年 3 月 8 日初诊。

现病史：双手手指湿疹，皮下有水疱，伴腹胀，大便正常，舌胖暗、有齿痕，苔黄腻，脉细滑。

中医诊断：湿疹。

西医诊断：湿疮。

辨证：脾虚湿蕴，阳气不升。

方药：羌活 6g　　　防风 9g　　　柴胡 9g　　　炒白术 10g
　　　茯苓 20g　　　泽泻 10g　　　黄芪 10g　　　半夏 20g
　　　陈皮 10g　　　白芍 10g　　　党参 10g　　　黄连 3g
　　　甘草 10g

14 剂，水煎服。

另予王不留行 30g、苍耳子 15g、蛇床子 15g、地榆 15g、马齿苋 30g，煎汤外洗。

2023 年 4 月 12 日二诊：患者服上方后手指湿疹基本消退。现皮疹时有反复，皮下仍有水疱，舌暗胖、有齿痕，苔黄腻，脉细滑。

方药：羌活 6g　　　防风 9g　　　柴胡 9g　　　炒白术 10g
　　　茯苓 10g　　　泽泻 10g　　　半夏 20g　　　陈皮 10g
　　　党参 10g　　　黄连 3g　　　赤芍 10g　　　薏苡仁 30g
　　　赤小豆 15g　　甘草 10g

14 剂，水煎服。

2023 年 10 月 25 日三诊：患者服上方后皮疹全消，遂自行停药。现皮疹复发 10 天，皮下密集水疱，瘙痒、发红、脱屑，每年秋季发作，伴手冷，舌胖暗红、有齿痕及瘀斑，苔黄厚，脉细滑数。

方药：羌活 6g　　　防风 9g　　　柴胡 9g　　　炒白术 10g
　　　茯苓 30g　　　泽泻 10g　　　黄芪 10g　　　白芍 10g
　　　党参 10g　　　桂枝 10g　　　猪苓 20g　　　路路通 10g
　　　甘草 10g

14 剂，服法同上。

2023 年 11 月 29 日四诊：患者双手脱屑、红斑、瘙痒已经完全消失，以上方合参苓白术散健脾化湿善后巩固，皮疹未再复发。

按： 初诊由患者暗胖舌、黄腻苔可知此案亦属于中阳不升，湿热蕴结，前案详细分析了升阳益胃汤，此案即使用此方原方，仍以扶正祛邪为治则，升脾阳、清泻湿热，再配以行散利水、燥湿凉血的外洗方，使患者湿疹消退大半。二诊时以利为主，故去黄芪及芍药之固、敛，针对残存的水疱，加薏苡仁与赤小豆，增全方健脾利水之功，故二诊后患者水疱全消。三诊已是半年后，时值秋季，患者湿疹再次发作，此次病势更猛，以升阳益胃汤合五苓散为主加减，仍是立足于脾，扶助其阳而攻其邪气的思路，因舌暗、有瘀斑为瘀阻之象，故加入路路通祛风、利水、通络，一药三用。后期巩固仍以扶正健脾为思路，巩固其根本，杜绝病邪再发。

参考文献

［1］贝润浦. 论"阴阳反他，治在权衡相夺"——对《内经》《伤寒论》《金匮要略》中双相调节的探讨［J］. 浙江中医学院学报，1984（6）：1-3.

［2］崔炳南. 北京广安皮科流派［M］. 北京：中国医药科技出版社，2023：107-108.

［3］金秋百，任飞鸿，李佳琦，等. 基于《脾胃论》思想论治特应性皮炎［J］. 中医杂志，2023，64（11）：1165-1170.

［4］卢传坚，曾召，谢秀丽，等. 1979-2010年寻常型银屑病文献证候分布情况分析［J］. 中医杂志，2012，53（11）：959-961.

［5］唐志铭，翟晓翔，荆梦晴，等. 清燥救肺汤治疗寻常型银屑病血燥证54例临床观察［J］. 湖南中医杂志，2016，32（2）：69-70.

［6］刘荣奇，周冬梅，王莒生. 王莒生教授从肺论治银屑病经验［J］. 世界中西医结合杂志，2011，6（1）：15-16.

［7］李晓睿，李咏梅. 马绍尧从肝辨治银屑病临床经验撷菁［J］. 江苏中医药，2018，50（6）：20-22.

第二章

新治法

新治法之辨治体系

新治法之治疗方法

新治法之特色新用

第一节　新治法之辨治体系

一、识病辨病

（一）中医辨证分型的精细化

传统中医学将皮肤病分为风热、湿热、湿毒、虚火等不同的辨证类型。然而，随着研究的深入，通过进一步细化辨证分型，将这些类型进一步细分为更具体的病证类型。例如，对于痤疮（青春痘）这一常见皮肤病，可以根据病情特点和发病机制将其分为湿热蕴结型、血热暗疮型、肾虚湿热型等，针对不同类型制定相应的治疗方案。

（二）中医辨证与西医学的结合

西医学的发展为中医治疗皮肤病提供了新的思路和技术。中医师通过结合西医学的研究成果，如皮肤病的病理生理机制研究、分子生物学研究等，能够更准确地辨识病因病机，从而制定更加科学合理的治疗方案。同时，在治疗上可以将中药与西药相结合，发挥双方的优势，提升治疗效果。

（三）个体化辨证与个体化治疗

中医学强调个体化辨证和个体化治疗，即根据患者的具体病情、体质特点和病史等因素进行综合分析，制定个体化的治疗方案。个体化辨证和个体化治疗是中医治疗皮肤病的优势之一。不同的患者可能患有相同的疾病，但辨证结果却有所不同，因此需要根据患者的个体差异进行针对性的治疗。

（四）中医辨证特色的应用

中医辨证特色是中医治疗皮肤病的重要特点之一。中医师通过望、闻、问、切等多种诊察方法，观察患者的面色、舌苔、脉象等，综合分析患者的病情并得出辨证结论。这种观察方法可以发现一些潜在的病理变化和体质特点，从而更好地指导治疗。

二、皮损局部辨证系统

皮肤科医生的专业素养体现在局部皮损辨证的能力上。皮损局部辨证是通过观察皮损形态特点，从中获得病理信息，并以此为依据探讨治疗思路与辨证方式。

在临证操作上主要为根据皮损类型、皮损形态、皮损分布特点、皮损部位、皮损色泽等辨析其临床意义。例如,水疱多为湿、结节多为痰瘀、脓疱多为热毒;边界规则多为风湿热邪、边界不规则多属虫淫,皮损隆起正气充盛、皮损平塌正气不足;对称分布当从脏腑考虑、单侧分布多从经络考虑;皮损密集主毒热盛、皮损稀疏主正气虚;经络循行、十二皮部、脏腑各有所主之部位,上部多风火、中部多气郁、下部多湿邪,偏于肢体伸侧属阳、多热,偏于肢体屈侧属阴、多湿;局限于一处多为湿、毒、痰、瘀,泛发于周身多为风、火、热邪;皮损红斑鲜艳、压之不褪色为血热,斑色紫暗为血瘀。

(一)临床意义

(1)辨证类型确定:通过观察皮损的部位、形态、颜色等特征,可以确定患者的证候类型,如风热、湿热、血瘀等,为进一步辨证施治及制定个体化治疗方案提供依据。

(2)病因分析:通过观察皮损的部位、形态、颜色等特征,可以推断皮肤病的病因,如外感风热、湿热内生、气血不调等,为针对病因进行治疗提供指导。

(3)病理变化判断:皮损局部辨证可以揭示皮肤病的病理变化,如炎症、血瘀、湿毒等,有助于了解疾病的发展变化,指导治疗的进行。

(4)治疗方案制定:根据皮损的辨证特点,制定个体化的治疗方案,选择合适的中药、穴位和治疗方案,并进行针对性的治疗。

(5)疗效评估:通过观察皮损的变化,可以评估治疗的疗效,判断治疗是否有效,是否需要调整治疗方案。

(二)基本原则

1. 部位辨证原则

根据患者皮损出现的具体部位,可以判断病变所在的经络和脏腑,推断病因和病机。例如,头部皮损可能与头面经络受邪有关,胸部皮损可能与肺脏功能失调有关。如果患者面部出现红色丘疹,可能与肺火盛有关,需要调理肺经。

2. 形态辨证原则

观察皮损的形态特征,如大小、形状、分布等,以判断病变的性质和病机。不同形态的皮损可能与不同的证候类型相关。例如,寻常型银屑病皮损呈大小不一的点滴状,提示疾病为初期阶段,与外感相关,宜适当清热解表。

3. 颜色辨证原则

观察皮损的颜色变化,如红、白、黑等,以推断病因病机。不同颜色的皮损可能与不同的证候类型相关。例如,红色的皮损可能与热邪有关,白色的皮损可能与寒邪有关。如果患者出现皮损红肿，往往伴有发热、疼痛，可能与风热有关，需要清热解毒。

4. 质地辨证原则

根据皮损的质地，如干燥、湿润、粗糙等，可以了解病变的性质和病机。不同质地的皮损可能与不同的证候类型相关。例如，干燥的皮损可能与阴虚有关，湿润的皮损可能与湿热有关。如果患者出现干燥、粗糙的皮损，伴有口干、咽痛，可能与肺阴亏损有关，需要滋阴润燥。

5. 伴随症状辨证原则

通过观察皮损的伴随症状，如瘙痒、疼痛、渗液等，可以判断病变的严重程度和病机。具有不同伴随症状的皮损可能与不同的证候类型相关。例如，伴有瘙痒的皮损可能与风邪有关，伴有疼痛的皮损可能与气滞有关。如果患者皮损瘙痒、红肿，伴有灼热感，可能与风热有关，需要清热祛风。

（三）与整体辨证的关系

绝大多数情况下，局部皮损常同时伴有不同程度的整体异常，临床辨治皮肤病时偏重局部或整体任何一方都可能降低疗效。

1. 不能单纯依赖局部辨证

皮肤病常有"触目惊心"的皮损表现，当被局部异常所吸引时，常常会降低对整体异常的敏感度和分辨力，进而倾向于单纯依赖皮损信息作出病机分析。皮损虽然远居"边陲"，但腠是三焦通会元真之处，其新陈代谢与内部紧密联系，息息相关，正如赵炳南先生所说："皮肤疮疡虽形于外，而实发于内，没有内乱，不得外患。"一定要时刻记得：皮肤病只是体内长期的气血阴阳失衡在一定的外在刺激下在皮肤上的显现。

比如银屑病，皮损局部的红斑、鳞屑为燥热之象，但其具有冬季加重，夏季减轻的特点，其中既有人体受自然界阳气升降浮沉影响的问题，又有体内气血痰食阻滞经脉导致热蕴于皮肤局部不得宣发的问题，因此凉血润燥不是唯一之选。又如湿疹，皮损是典型的湿热表现，但既可因短时间内感受过度的湿热刺激，如汗出、湿衣、睡卧冷湿之地、骤至潮热环境而成；又可能是在脾胃虚衰的基础上，感受暑湿而成。湿象只是表面的矛盾，皮损的形成有其深刻的内部原因，既涉及气、血、痰、食、瘀等实邪阻滞，又有脾虚、肺燥、肾虚等正气不足。因而单纯依赖皮损辨证也许可以一时缓解，但若不深究病因，疗效常不巩固。

2. 不能单纯依赖整体辨证

有的医生往往习惯于整体辨证而忽视局部辨证，这是重视疾病一般性而忽视疾病特殊性的表现。

整体的异常作用于皮肤局部而出现皮肤病，皮肤病日久必然导致局部气血流通障碍，又转而成为疾病发展链条中的一环，既是结果，又是原因。忽视局部异常常会遇到这样的问题：患者经治疗周身舒适、健康有活力，唯独就诊的首要问题，即皮损毫无改善。忽视局部辨证，常导致药物使用不对症，而出现体质改善了，但患者对疗效不满意的情况。从标本缓急看，皮损局部的瘀滞是必须重视的首要问题，尤其是在残存顽固皮损的情况下，必须关注局部络脉的通畅，才能将皮损完全祛除而不遗留"钉子"。

3. 局部辨证与整体辨证相结合，是取得疗效、减少复发的关键

现实中，处于理想健康状态的患者很少，而皮肤病持续存在也会进而引起或加剧整体的异常，所以在处理任何皮肤病时都要兼顾局部与整体。

尤其是对于慢性皮肤病而言，局部辨证与整体辨证相结合，是取得疗效、减少复发的关键。慢性皮肤病之所以久羁不去，或有气血阴阳的虚衰，或有痰饮、水湿、宿食、瘀血阻滞。许多情况下，从整体辨证恰能发现皮肤病形成的深层原因，疗效不慢，反而能迅速治愈皮肤病，如结节性痒疹、皮肤淀粉样变、慢性荨麻疹等顽固的皮肤病从调理脾胃入手常能取得较快的疗效。

临床上，皮肤病屡次治愈又一再复发常是过度重视局部辨证，忽视整体辨证所致。多数情况下，皮损是整体失衡的结果，若单纯针对结果（皮损表现）进行治疗或者单纯针对较明显的矛盾进行治疗，疗效并不稳固。就像银屑病单纯重视皮肤局部的血热，但不考虑在外的风寒湿束表，在内的气血痰瘀阻滞，而一味地凉血解毒，往往导致疾病顽固化、迁延难愈或倾向复发。单纯强调皮损而不考虑机体内环境，以及外在的气候、社会环境，很快邪气复聚、诸般条件聚合，则皮肤病必然复发。而兼顾整体，在最大程度上改变了发病的环境背景，常常可以取得更巩固的疗效。

三、个体化治疗方案

（一）拟定流程

1. 患者信息收集

在制定中医皮肤科治疗方案之前，首先需要对患者进行背景调查，包括患者的年龄、性别、体质、病史、生活习惯等方面。通过了解患者的个人情况，医生可以更好地把握病因，从而制定更加有效的个体化治疗方案。

2. 辨证分型

中医皮肤科个体化治疗方案的核心在于辨证论治。辨证论治是中医学特色，通过观察患者的症状和体质辨证，然后根据不同的证型来制定个体化的治疗方案。比如对于湿疹患者，如果是风热湿热型，则应采用清热解毒、排湿化热的方药；如果是湿毒瘀阻型，则应采用活血化瘀、祛湿燥湿的方药。

3. 方案制定

在制定方案时，应根据患者的实际情况，制定个体化的治疗方案。这包括针对每个患者的不同体质和病情特点，量身定制中药配方、穴位治疗和推拿按摩等治疗方法，从而更加精确地把握病情，提高治疗效果。

4. 定期随访与评估

中医皮肤科治疗方案的制定不是一成不变的，医生会随着治疗的进行，定期进行随访与方案调整。通过与患者的交流和观察病情的变化，及时调整方案，使其更加适应患者的需求和病情的变化。

（二）方案要素

1. 综合辨证施治

中医皮肤科个体化治疗方案的核心理念在于辨证施治。中医学强调辨证论治，即依据患者的症状、体质和病因等多方面综合辨证，对不同证型的皮肤病患者给予有针对性的治疗方案，以达到个体化治疗的效果。

2. 个体化调理

中医皮肤科个体化治疗方案还需要根据患者的体质特点进行个体化调理。中医强调"因人制宜"，针对每位患者的体质差异，制定相应的调理方案，包括饮食调理、生活习惯调整等，以促进整体调理和皮肤健康的恢复。

3. 中药治疗

中医皮肤科个体化治疗方案中常包括中药治疗。中药以其独特的药性和疗效，被广泛运用于中医皮肤科治疗中。根据患者的具体病情和体质特点，中医师会开具适合的中药处方，并根据患者的反应调整剂量和配伍，以达到最佳的治疗效果。

4. 辅助疗法

个体化治疗方案也可能包括辅助疗法，如推拿、针灸等。这些疗法通过刺激经络、调整气血运行，以及通过运动、摄生、导引、药浴等激发患者自身的愈合能力，进一步加强了中医皮肤科的个体化治疗效果。

第二节 新治法之治疗方法

一、中药外治疗法

（一）中药湿敷

中药湿敷是一种以中药煎剂在患处进行局部湿敷治疗的方法，可广泛应用于皮肤病的治疗，包括湿疮、脓疱疮、疔疮等。通过中药湿敷可以改善皮肤局部的血液循环，促进皮肤的新陈代谢，缓解皮损瘙痒等症状，从而达到治疗皮肤病的目的。

1. 作用原理

（1）渗透作用：中药湿敷所用药液中的中药成分能够通过渗透作用进入皮肤组织，发挥药物的治疗作用。其有效成分可以直接作用于患处，发挥抗炎、抗菌、收敛等作用，改善皮肤病症状。

（2）湿润作用：中药湿敷可以起到湿润作用，保持患处环境湿润，防止皮肤过度干燥，减少对皮肤的刺激和损伤，有利于皮肤的修复和愈合。

2. 操作方法

（1）材料准备：选择合适的中药材料，如黄连、地黄、白芷等，根据病情和辨证类型进行配伍。

（2）清洁准备：清洁患处，保持皮肤清洁和干净。

（3）中药湿敷：将中药煎汤后取纱布或毛巾于中药药液中浸湿，待温度降低至肤温后，将浸湿的纱布或毛巾平整地敷于皮损部位。一般湿敷20~30分钟。

3. 注意事项

（1）注意个人卫生：在进行中药湿敷前，要保持双手和患处的清洁，避免交叉感染的发生。

（2）避免过敏：患者可能对某些中药材料过敏，因此在使用中药湿敷前，应先进行皮肤敏感测试。

（3）遵医嘱用药：中药湿敷需要根据病情和医生的建议进行，不可随意更换中药材料或延长湿敷时间。

（4）配合其他治疗：中药湿敷仅可以作为辅助治疗方法，不可替代其他治疗，应与其他治疗方法相结合，如内服中药、外用药膏等。

（二）中药药浴

中药药浴是指将中药制成煎剂，加入温水中进行全身浸泡的治疗方法。中药药浴被广泛应用于皮肤病的治疗，特别适用于湿热体质、病情较重或反复发作的皮肤病患者，如湿疹、银屑病、荨麻疹等。通过中药药浴可以改善血液循环，促进新陈代谢，缓解皮损瘙痒等症状，达到治疗皮肤病的目的。

1. 作用原理

（1）渗透作用：中药药浴所用药液中的有效成分能够通过渗透作用进入皮肤组织，直接作用于患处，发挥抗炎、抗菌、促进愈合等作用，改善皮肤病症状。

（2）温热作用：中药药浴的温热性质可以刺激皮肤毛细血管扩张，促进血液循环，增加全身氧气和营养物质的供应，有利于皮肤的修复和恢复。

（3）代谢作用：中药药浴可以通过促进机体排汗，从而排出体内的代谢废物，有利于皮肤的清洁和修复。

2. 操作方法

（1）材料准备：选择合适的中药材料，如黄芪、白芷、薄荷等，根据病情和辨证类型进行配伍，制成煎剂。

（2）清洁准备：用温水清洁全身皮肤，保持皮肤干净，以便中药药液的吸收和渗透。

（3）中药药浴：将中药煎剂加入温水中搅拌均匀，保证水量充足，使全身可以完全浸泡在水中。根据患者病情确定中药药浴的时间和次数，一般每次浸泡20~30分钟，每周2~3次。

3. 注意事项

（1）控制水温：用于中药药浴的水温应适中，不宜过热，以免烫伤皮肤。温度一般控制在40~45℃。

（2）注意个人卫生：在进行中药药浴前，要保证双手和身体的清洁，避免交叉感染。

（3）避免过敏：患者可能对某些中药材料过敏，因此在中药药浴前应先进行皮肤敏感测试。

（4）配合其他治疗：中药药浴仅可以作为辅助治疗方法，不可替代其他治疗，应与其他治疗方法结合应用，如内服中药、外用药膏等。

（三）中药熏蒸

中药熏蒸是一种将中药制成熏蒸剂，通过蒸汽治疗皮肤病的方法。中药熏蒸广泛适用于湿热体质患者，以及慢性皮肤病和瘙痒症状较为明显的皮肤病患者，如湿疹、银屑病、痤疮等。中药熏蒸可以改善局部血液循环，促进皮肤新陈代谢，抑制炎症反应，缩小病变面积，减轻瘙痒感，从而起到治疗皮肤病的作用。

1. 作用原理

（1）渗透作用：中药熏蒸所用中药的有效成分可以直接作用于患处，通过渗透作用进入皮肤组织，发挥抗炎、抗菌、促进愈合等作用，改善皮肤病症状。

（2）温热作用：中药熏蒸的温热性质可以刺激皮肤的毛细血管扩张，促进血液循环，增加局部氧气和营养物质的供应，有利于皮肤的修复和恢复。

（3）屏障作用：中药熏蒸所用药液的有效成分可以抑制细菌和真菌的生长繁殖，降低感染风险。

2. 操作方法

（1）材料准备：选择合适的中药材料，如黄芪、白芷、薄荷等，根据病情和辨证类型进行配伍，制成熏蒸剂。

（2）清洁准备：先用温水清洁局部皮肤，保证皮肤清洁，以便中药熏蒸的吸收和渗透。

（3）中药熏蒸：将中药熏蒸剂放入专用的熏蒸器中，加热产生蒸汽或热气。将熏蒸器放置在患处附近，让蒸汽或热气直接作用于患处。根据病情确定中药熏蒸的时间和次数，一般每次熏蒸 15~30 分钟，每周 2~3 次。

3. 注意事项

（1）控制熏蒸温度：中药熏蒸的温度应适中，不宜过热，以免烫伤皮肤。温度一般控制在 40~45℃。

（2）注意个人卫生：在进行中药熏蒸前，要保证双手和身体清洁，避免交叉感染的发生。

（3）避免过敏：有的患者可能对某些中药材料过敏，因此在使用中药熏蒸前，应先进行皮肤敏感测试。

（4）配合其他治疗：中药熏蒸可以作为辅助治疗方法，但不可替代其他治疗，应与其他治疗方法结合使用，如内服中药、外用药膏等。

（四）中药封包

中药封包是将相应的中药油、膏等涂抹至皮损处后，用保鲜膜或纱布包裹局部的一种治疗方法。中药封包适用于多种皮肤病，如湿疹、银屑病、痤疮等，能够直接接触皮肤表面，使其有效成分渗透入皮肤组织，发挥治疗作用，改善皮肤病的症状。

1. 作用原理

（1）渗透作用：中药成分可以通过渗透作用进入皮肤组织发挥治疗作用。其有效成分可以直接作用于患处，发挥抗炎、抗菌、收敛等作用。

（2）湿敷作用：中药封包可以保持局部皮肤的湿润状态，有利于皮肤组织的修复。

（3）保护作用：中药封包可以起到一定的保护作用，防止皮损受到外部刺激或感染，避免病情恶化。

2. 操作方法

（1）材料准备：选择合适的中药材料，如金银花、黄连、苦参等，根据病情和证候类型进行配伍。将中药制成油、膏类制剂。

（2）清洁准备：用温水清洁局部皮肤，保持皮肤清洁，以便中药的吸收和渗透。

（3）中药封包：将中药油、膏制剂涂抹至患处，再用保鲜膜或纱布包裹，缠绕数圈，留置 2~4 小时，每日 1~2 次。

4. 注意事项

（1）个人卫生：在进行中药封包前，保持双手和身体的清洁，避免交叉感染的发生。

（2）避免过敏：有的患者可能对中药材料过敏，因此在使用中药封包前，应先进行皮肤敏感测试。

（3）配合其他治疗：中药封包可以作为辅助治疗方法，但不可替代其他治疗，应与其他治疗方法相结合使用，如内服中药、外用药膏等。

（五）中药贴敷

中药贴敷是指将中药制成贴剂贴于患处进行治疗的方法。中药贴敷适用于多种皮肤病，如湿疹、痤疮、荨麻疹等。中药贴敷能够直接接触患处，使中药的有效成分渗透入皮肤组织中，发挥治疗作用，缓解皮肤病的症状，改善皮肤的病理病变。

1. 作用原理

（1）渗透作用：中药贴敷所用中药的有效成分可以通过渗透作用进入皮肤组织，直接作用于患处，发挥抗炎、抗菌、清热等作用。

（2）湿润作用：贴剂可以保持局部皮肤的湿润状态，有利于皮肤的修复。

（3）屏障作用：贴剂可以起到一定的屏障作用，防止皮损受到外部刺激或感染，防止病情恶化。

2. 操作方法

（1）材料准备：选择合适的中药材料，如黄连、苦参、地黄等，根据病情和证候类型进行配伍，并研磨成粉末，与一定比例的黏合剂均匀混合成糊状，酌量盛于穴位贴中备用。

（2）清洁准备：用温水清洁局部皮肤，保证皮肤清洁，以便中药贴剂的吸收和渗透。

（3）中药贴敷：将中药贴剂贴于患处，用胶布固定，注意避开伤口和破损皮肤。根据病情确定中药贴敷的留置时间和治疗次数。一般来说，每次留置 4~6 小时，每天 1~2 次。

3. 注意事项

（1）注意个人卫生：在进行中药贴敷前，应保证双手和皮损处的清洁，避免交叉感染的发生。

（2）避免过敏：有的患者可能对中药材料过敏，因此在中药贴敷前，应先进行皮肤敏感测试。如贴敷期间皮肤持续红肿、瘙痒、疼痛，应立即停止贴敷，并清洁相应部位。

（3）配合其他治疗：中药贴敷可以作为辅助治疗方法，但不可替代其他治疗方法，应与其他治疗方法结合应用，如内服中药、外用药膏等。

（六）中药膏摩

中药膏摩是指将中药研磨成细末，加入适量的辅料制成膏剂，然后将膏剂涂抹于患处进行按摩的方法，适用于多种皮肤病，如湿疹、痤疮、瘙痒等。中药膏摩能够直接接触患处，使中药的有效成分渗透入皮肤组织，发挥其治疗作用，改善皮肤病的症状。

1. 作用原理

（1）渗透作用：中药膏摩可以通过按摩的方式促进皮肤对中药的吸收，使其有效成分渗透到皮肤组织中，发挥治疗作用。

（2）改善循环：中药膏摩可以刺激皮肤和经络，促进血液循环，改善局部瘀滞，有利于皮肤的修复和恢复。

（3）缓解痉挛：中药膏摩可以舒筋活络，改善局部僵硬和疼痛，增强皮肤的弹性和活力。

2. 操作方法

（1）材料准备：选择合适的中药材料，如黄草、白芷、天花粉等，根据病情和辨证类型进行配伍，研磨成细末，将中药细末以酒或醋浸泡，加入适量赋形剂

（如凡士林等），混合均匀制成膏剂。

（2）清洁准备：用温水清洁局部皮肤，保证皮肤清洁，以便中药膏剂的吸收和渗透。

（3）涂抹按摩：将中药膏剂涂抹于患处，用手指或按摩工具进行按摩，以适中的力度按摩患处 5~10 分钟为宜。

（4）热敷留置：按摩完成后，可用热毛巾敷在患处，保持 5~10 分钟，以促进中药的渗透。每天进行 1~2 次，持续治疗 1 周或更长时间。

3. 注意事项

（1）注意个人卫生：在进行中药膏摩前，保证双手和身体的清洁，避免交叉感染的发生。

（2）避免过敏：有的患者可能对中药材料过敏，因此在进行中药膏摩前应先进行皮肤敏感测试。

（3）避免二次损伤：选择治疗部位时应避开皮损严重处，用力宜轻柔，速度不宜过快，避免造成二次损伤。

（4）配合其他治疗：中药膏摩可以作为辅助治疗方法，但不可替代其他治疗，应与其他治疗方法相结合使用，如中药内服、中药贴敷等。

二、刺灸疗法

（一）火针

火针是中医传统疗法之一，将针具烧红后迅速刺入皮肤，以达到治疗皮肤病的目的。火针疗法在中医学理论中被认为具有温通经络、祛寒散寒、活血化瘀、消肿止痛的作用，适用于多种皮肤病的治疗。

1. 操作方法

（1）器械准备：选用合适的火针，如钨合金针具，根据皮肤病灶的部位、大小及病情，选择不同粗细、长短的针具。同时准备酒精灯、镊子、碘伏、无菌棉球、无菌纱布、胶布等。

（2）清洁和消毒：在进行火针治疗前，需要对患处皮肤进行清洁和消毒，以减少感染的风险。可以先使用温水和消毒液进行清洁，然后用乙醇消毒。

（3）加热针体：点燃酒精灯，将火针针尖和针身的前 1/3~1/2 置于火焰的外焰处加热至针体通红。

（4）进针操作：医者手持火针，稳、准、快地刺入皮损部位，进针后迅速出针。

（5）治疗区域和次数：根据患者的具体情况和病程，确定火针治疗的区域和次数。一般情况下，治疗区域每次不宜过大，以免对皮肤造成过度刺激。治疗次数和间隔时间需根据病情来调整，可以每天进行，也可每隔一天或更长时间进行一次。

2. 适应证

火针疗法适用于多种皮肤病，如湿疹、荨麻疹、痤疮、牛皮癣等。具体适应证包括但不限于以下几方面。

（1）寒湿病变：火针的温热作用可以祛寒散寒，对于由寒湿引起的皮肤病如湿疹、牛皮癣等有较好的效果。

（2）湿热病变：火针可打开皮损处之郁闭，结合中医学"火郁发之"的理论，对湿热病变如痤疮、脓疱等有较好疗效。

（3）血瘀病变：火针有活血化瘀的作用，对于血瘀引起的皮肤病（如瘀血瘀斑、瘀血瘢痕等）有较好的效果。

3. 注意事项

（1）病情评估：在确定火针治疗方案前，医生需要充分评估患者的病情和体质，确保火针治疗的适用性和安全性。

（2）个人卫生：在进行火针治疗前，医生应保持双手和工作区域的清洁，并佩戴洁净的手套，避免交叉感染。

（3）操作规范：进行火针治疗时，医生需要熟练掌握操作技巧，以降低患者烫伤和感染的风险。

（4）温度控制：刺入皮肤及出针过程宜快，医生需控制接触时间，避免过度灼伤。

（5）配合其他治疗：火针治疗可以作为辅助治疗方法，但不可替代其他治疗，应与其他治疗方法相结合使用，如中药内服、外用药膏等。

（二）皮内针

皮内针治疗是一种中医传统疗法，通过将针状物刺入皮肤内，以达到治疗皮肤病的目的。皮内针疗法在中医学理论中被认为可以通过刺激穴位和经络调节气血、促进新陈代谢，从而改善皮肤病的症状。

1. 操作方法

（1）准备工作：在进行皮内针治疗前，需要准备适当的针具和消毒工具。针具一般以 30 号或 32 号不锈钢丝制作而成，主要分为图钉型和麦粒型。消毒工具应包括乙醇、棉球等。

（2）清洁和消毒：在进行皮内针治疗前，需要对治疗区域的皮肤进行清洁和消毒，以降低感染风险。可以先使用温水和消毒液进行清洁，然后用乙醇消毒。

（3）针具插入：医生将消毒的针具插入皮肤内，一般选择穴位或病变附近的经络施针。插入针具后，患者一般应避免剧烈运动，以防止针具脱落或移位。留针时间根据患者的病情和耐受能力来调整，一般为24~48小时。

（4）取出针具：在留针时间结束后，医生将针具缓慢取出，并进行相应的处理和消毒。

2. 适应证

皮内针疗法适用于多种皮肤病，如湿疹、痤疮、牛皮癣等，对于不同的适应证可选择不同穴位，具体适应证包括但不限于以下几个方面。

（1）寒湿病变：皮内针可以温阳化湿，对于寒湿引起的皮肤病，如湿疹、牛皮癣等，有较好效果。常用穴位包括足三里、中脘、关元、丰隆。

（2）湿热病变：皮内针可以清热利湿，对于湿热明显的病变，如痤疮、湿疹等，有较好疗效，常用穴位包括曲池、阴陵泉、合谷、内庭、三阴交。

（3）血瘀病变：皮内针可以促进新陈代谢，对于血瘀引起的皮肤病（如瘀血瘀斑、瘀血瘢痕等）有较好的效果。

3. 注意事项

（1）病情评估：在确定皮内针治疗方案前，医生需要充分评估患者的病情和体质，确保皮内针治疗的适用性和安全性。

（2）个人卫生：在进行皮内针治疗前，医生应保持双手和工作区域的清洁，并佩戴洁净的手套，避免交叉感染。

（3）配合其他治疗：皮内针治疗可以作为辅助治疗方法，但不可替代其他治疗，应与其他治疗方法相结合，如中药内服、外用药膏等。

（三）刺络拔罐

刺络拔罐是一种传统中医疗法，通过刺激和调理经络系统，以促进血液循环、清除病邪，从而达到治疗皮肤病的效果。

刺络拔罐疗法和穴位埋线一样，也是通过刺激和调理经络系统，以促进血液循环和恢复身体的平衡状态。通过刺激特定的穴位，促进血液循环和气血运行，调整阴阳平衡。拔罐促进血液流出，可以祛除病邪，加快新陈代谢，改善皮肤病症状。

1. 操作方法

（1）治疗前准备：治疗前应先对患者进行全面的身体检查，了解病情和病因，确定治疗方案；应选择干净整洁的环境进行治疗；需要准备特定器械，包括拔罐器、火罐、三棱针等，并保证其严格无菌，以确保治疗的安全性。

（2）刺络：医生使用针具刺入穴位，刺络的深度和力度根据病情而定，通常不宜太深或太重。

（3）拔罐：医生使用拔罐器或火罐，将罐子吸附在针刺部位，利用负压使血液流出，留罐时间和出血量应根据病情和患者体质而定。

2. 注意事项

（1）操作规范：刺络拔罐治疗需要专业的医生进行操作，操作过程必须严格按照规范进行，确保治疗的安全性和有效性。

（2）注意卫生：在进行刺络拔罐治疗时，医生和患者都需要注意卫生，保证刺激部位和周围环境的清洁，避免感染的发生。

（3）术后护理：刺络拔罐治疗后，患者需要遵循医生的建议进行术后护理，包括定期复诊和保持局部清洁。

（四）针刀

针刀由金属材料制成，形似针，一端为刀刃状。针刀疗法是在中医经络学说的基础上，将针刀刺入人体特定部位以发挥治疗作用的一种传统中医疗法。中医学理论认为该疗法可以调理经络、疏通气血，促进新陈代谢，从而提高皮肤的抵抗力和自愈能力。

1. 操作方法

（1）准备工作：在进行针刀治疗前，需要准备好适当的针刀工具和消毒用品。消毒用品包括乙醇、棉球等，用于清洁和消毒皮肤。

（2）清洁和消毒：治疗前需要对治疗区域的皮肤进行清洁和消毒，以降低感染风险。可以使用温水和消毒液进行清洁，然后用乙醇消毒。

（3）针刀刺激：医师使用针刀工具对病变部位进行刺激。刺激的方式可以有多种，如刺、扎、刮、割等。刺激的深度和角度需根据患者的具体情况和病变来调整。刺激时间和频率也应根据患者的耐受能力和病情来决定。一般来说，每次治疗的刺激时间不宜过长，刺激量不宜过大，以避免过度刺激和给患者带来不适感。

（4）保护和消毒：治疗结束后，医师应注意对治疗区域进行保护，可以使用药膏或敷料，并进行消毒处理，以避免感染和交叉感染。

2. 适应证

针刀疗法可激发经气、调和脏腑，用于治疗湿疹、疱疹、痤疮等皮肤病，亦可以通过其通络散瘀之功治疗神经性皮炎、皮肤瘀斑、瘀血瘢痕等。

3. 注意事项

（1）病情评估：在确定治疗方案前，医师需要充分评估患者的病情和体质，确保针刀治疗的适用性和安全性。

（2）个人卫生：医师在进行针刀治疗前，应保持双手和工作区域的清洁，并佩戴洁净的手套，避免交叉感染。

（3）操作规范：进行针刀治疗时，医师需要掌握正确的刺激力度、深度和角度，以避免损伤皮肤和组织。针刀治疗的刺激应适度，不宜过强，以免过度刺激和引起不适感。

（4）配合其他治疗：针刀治疗可以作为辅助治疗方法，但不可替代其他治疗，应与其他治疗方法相结合使用，如内服中药、外用药膏等。

（五）穴位埋线

穴位埋线是一种传统中医疗法，通过在特定穴位埋入药线，以达到调理身体、促进血液循环和治疗皮肤病的效果。

中医经络理论认为，人体的经络系统是一套类似于血管的通道网络，其中流动着气血和营养物质，当经络堵塞或不通畅时会导致疾病发生。穴位埋线治疗就是通过刺激和调理经络系统，以促进血液循环和恢复身体平衡状态的一种疗法。

1. 操作方法

（1）治疗前准备：治疗前应先对患者进行全面的身体检查，了解病情和病因，确定治疗方案；应选择干净整洁的环境进行治疗；需要准备特定器械，包括针具、线等，并保证其严格无菌，以确保治疗的安全性。

（2）穴位选择：选择合适的穴位非常重要，应根据患者的症状和病因，选择穴位进行治疗。例如，在治疗面部皮肤病时，常用人中、悬颅、迎香等穴。

（3）消毒和麻醉：在埋线前，应进行局部消毒，而后可在穴位附近进行局部麻醉，以减轻患者的疼痛感。

（4）埋线操作：可选择穿刺针埋线法、三角针埋线法等方法进行埋线。埋线的深度和数量根据病情而定，通常不会太深或太多。

（5）术后处理：按压止血，贴敷纱布或无菌敷料以免受外部环境的影响。

2. 注意事项

（1）操作规范：穴位埋线治疗需要专业的医生进行操作，操作过程必须严格按照规范进行，确保治疗的安全性和有效性。

（2）注意卫生：在进行穴位埋线治疗时，医生和患者都需要注意卫生，保持穴位和周围环境的清洁，以防感染的发生。

（3）术后护理：穴位埋线治疗后，患者需要遵循医生的建议进行术后护理，包括定期复诊等，应避免剧烈运动。

（六）刮痧

刮痧是一种中医传统疗法，通过刮擦皮肤表面，以促进血液循环、调整气血运行，达到治疗皮肤病的效果。中医学理论认为，皮肤是人体外部的防御屏障，与五脏六腑有密切联系。当人体内部失衡或受到病邪侵袭时，可能会反映在皮肤上，从而导致各种皮肤病。刮痧治疗通过刮擦皮肤表面，可以促进血液和淋巴循环，增强免疫功能，改善皮肤症状；还可以刺激经络系统，调节人体内部气血运行，恢复平衡状态。操作方法如下。

（1）治疗前准备：治疗前，医生需要对患者进行全面的身体检查，了解病情和病因，确定治疗方案；需要准备特定的器械和材料，包括刮痧板、刮痧油等。刮痧板通常由牛角或水牛角制成，用于刮擦皮肤表面。

（2）涂抹刮痧油：在治疗部位涂抹适量的刮痧油，以减少与皮肤的摩擦，保护皮肤。

（3）刮痧：用刮痧板边缘刮擦患者皮肤，刮的力度和速度根据病情而定，通常不应过重或过快。刮痧的方向可以根据需要决定，通常是朝向淋巴流动的方向。

（4）观察反应：在刮痧过程中，医生需要观察患者的反应，包括皮肤颜色的变化等。刮痧可能会使皮肤出现瘀斑，是正常反应，通常会在几天内自行消退。

三、推拿疗法

皮肤病多由病邪侵袭或气血运行不畅引起。穴位是人体经络上的特定点位，与皮肤和内脏器官有密切联系。推拿疗法可以通过刺激经络和穴位，促进气血的运行，调整体内平衡状态，增强免疫功能，促进新陈代谢，改善皮肤的血液循环，从而达到治疗皮肤病的效果。操作方法如下。

（1）操作前准备：治疗前需要对患者进行全面的身体检查，了解病情和病因，确定治疗方案。

（2）确定施术部位：根据病情确定治疗所用经络和穴位。常用经络有手太阴肺经、手阳明大肠经、足太阴脾经、足阳明胃经等，常用穴位有风池、曲池、神门等。

（3）手法刺激：选择适当手法对所选经络和穴位进行刺激，常用揉、按、拿、推、捏等手法。推拿的力度和速度应根据病情而定，通常不应过重或过快。

（4）观察反应：在推拿过程中需要观察患者的反应，包括皮肤颜色的变化等。

推拿可能导致局部组织出现红肿、瘀斑等，是正常反应，通常会在几天内自行消退。

四、现代辅助疗法

（一）激光

激光治疗是一种现代科学技术，已广泛应用于皮肤病。激光器产生的高能量光束，可以刺激皮肤组织，消除病变，达到治疗皮肤病的效果。

激光是一种特殊的光线，具有单色性、同相性、高亮度和高单光子能量等特点。这些特点使得激光可以集中能量，准确地作用于皮肤病变部位，而不损伤周围健康组织。皮肤病通常是由血管扩张、色素沉着、细胞病变等引起的。激光治疗能够通过选择性吸收原理，将能量精确地作用于病变组织，破坏或清除异常细胞，促进皮肤的修复和再生。

1. 适应证及常用激光类型

（1）血管性皮肤病：血管瘤、血管扩张、面部血管病变等引起的皮肤改变，可采用激光照射使血管收缩，从而达到治疗的效果。

常用激光类型：①黄色激光（黄光激光）：主要用于治疗血管瘤、面部血管扩张等血管性皮肤病。黄色激光的波长较长，能够被血液中的血红蛋白吸收，从而使血管收缩，达到治疗的效果。②波长可调激光：使用可调节波长的激光设备，可根据不同的皮肤病变，选择合适的波长进行治疗。

（2）色素性皮肤病：色素沉着疾病，如雀斑、咖啡牛奶斑、太田痣等，可通过激光的选择性吸收作用，破坏黑色素细胞，达到淡化或消除色素的效果。白癜风等色素脱失性疾病，可利用激光治疗刺激色素细胞再生。

常选用 Q 开关激光（Q-switched laser）治疗色素沉着疾病，其短脉冲宽度和高能量密度能够破坏黑色素细胞，从而减少色素沉着。

（3）炎症性皮肤病及自身免疫性皮肤病：痤疮、酒渣鼻等炎症性皮肤病可通过激光照射破坏病变组织，抑制炎症反应，减轻症状。激光亦可用于治疗银屑病、湿疹等自身免疫性皮肤病，通过抑制炎症反应、促进伤口愈合等机制来改善病情。

常用激光类型：①蓝光激光：主要用于治疗痤疮，其波长可抑制痤疮引起的炎症反应，杀死致病菌，减少新生痤疮，缩短恢复时间。②氧分子激光：结合光敏剂，可用于治疗痤疮、红斑狼疮等炎症性皮肤病。光敏剂进入炎症组织，当激光照射时，产生氧分子，破坏病变组织。

（4）皮肤瘢痕：瘢痕组织可通过激光治疗进行修复和改善，如消除瘢痕的颜色、增加柔软度等。

常用激光类型：CO_2 激光、Er：YAG 激光，可用于治疗皮肤瘢痕等，通过蒸发或剥离的方式去除病变区域的组织，并促进新生皮肤的生长和修复。

（5）皮肤肿瘤：早期的皮肤肿瘤，如基底细胞癌、鳞状细胞癌、色素痣等，可以利用激光照射破坏病变组织，达到治疗的效果。

常用激光类型：①CO_2 激光：具有较高的吸收率和切割精度，可通过激光切割术切割和去除较大的皮肤肿瘤，能够蒸发肿瘤组织并减少出血，同时具有较小的热损伤范围，有助于保护周围正常组织。②黄色激光、波长可调激光：通过选择性破坏血管内皮细胞，破坏血管肿瘤内的血管结构，消除或减少血管瘤。③Q 开关激光：具有较短的脉冲宽度和高能量密度，能够破坏黑色素细胞，适用于治疗黑色素瘤等色素性皮肤肿瘤。④其他：光动力疗法是一种结合光敏剂和激光照射的治疗方法，可以用于治疗皮肤鳞状细胞癌。光敏剂被皮肤肿瘤组织吸收后，激光照射会激活光敏剂产生活性氧和其他化学物质，从而破坏癌细胞。

需要注意的是，具体的治疗方案应由专业医生根据患者的具体情况进行制定，以达到最佳的治疗效果。

2. 操作方法

（1）准备工作：治疗前需要对患者进行全面的身体检查，了解病情和病因，确定治疗方案；需要选择合适的激光器，根据病情和患者的个体差异进行调节。

（2）皮肤清洁：治疗前应清洁皮肤，并根据需要剃须或去角质等，确保激光能够准确地照射到病变部位。

（3）激光照射：将激光器准确地照射到病变部位，按照预设的能量和时间进行治疗。治疗过程中，患者可能会感到刺痛或有热感，但通常是可忍受的。

（4）观察反应：治疗后需要观察患者的皮肤反应，如出现红肿、水疱、结痂等，属于正常的治疗反应，通常会在数天至数周内自行消退。

3. 注意事项

（1）操作规范：激光治疗需要专业的医生进行操作，医生需要经过专门的培训和认证，操作过程必须严格按照规范进行，确保治疗的安全性和有效性。

（2）个体差异：不同患者对激光治疗的反应可能有所不同。有的患者可能见效快，而有的患者可能需要更长的时间才能看到效果。

（3）注意卫生：在进行激光治疗时，医生和患者都需要注意卫生，保持治疗部位和周围环境的清洁，避免感染的发生。

（4）术后护理：激光治疗后，患者需要遵循医生的建议进行术后护理，包括定期复诊、避免暴露于阳光下以及保持治疗部位的清洁等。

（二）微针

微针，也称微针射频，是一种通过刺激皮肤自愈机制来改善皮肤问题的非侵入性治疗方法。通过在皮肤表面形成微小通道，刺激胶原蛋白和弹力纤维重建，促进皮肤再生和修复，从而达到改善皮肤或缓解症状的效果。

1. 作用原理

（1）激活胶原蛋白合成：微针通过刺激皮肤，促进胶原蛋白和弹力纤维的合成，从而改善皮肤弹性和紧致度。

（2）促进皮肤再生：微针在皮肤表面形成微小通道，刺激皮肤自身修复机制，促进表皮细胞的再生，改善皮肤质地和纹理。

2. 操作方法

（1）皮肤准备：治疗前需要清洁和消毒皮肤，确保无菌环境。

（2）局部麻醉：根据患者的痛觉反应和治疗区域的特点，可以选择局部麻醉药物或局部麻醉凝胶来减轻疼痛感。

（3）微针操作：使用专业的微针设备，将微针以适当的角度和深度穿刺皮肤。通常，微针的深度和密度应根据患者的皮肤问题和目标来调整。

（4）营养液导入：在微针操作后，可以根据需要在皮肤表面涂抹含有营养成分的修复液，使其更好地渗透到皮肤中，加速皮肤的修复过程。

（5）术后护理：术后需要注意保持皮肤的清洁和避免阳光暴晒，遵循医嘱进行恢复护理。

3. 适应证

微针疗法可以改善多种皮肤问题，包括但不限于皱纹、痤疮、瘢痕、雀斑、肤色不均、暗沉、毛孔粗大、皮肤松弛等。

五、其他疗法

（一）火疗

火疗是一种传统疗法，将中药磨成细粉状敷于局部，均匀盖住目标区域皮肤，将毛巾浸湿后铺在周围裸露皮肤上，用喷壶均匀喷洒乙醇后点火，运用其火热性质治疗风寒湿类皮肤病。

1. 作用原理

（1）热能刺激：通过将火焰或热源直接作用于皮肤，其热能可以刺激皮肤细胞的代谢活动，促进血液循环和营养输送，从而有助于皮肤的修复和再生。

（2）消毒作用：高温可以起到一定的消毒杀菌作用，可能有助于治疗某些感染性皮肤病。

2. 操作方法

（1）准备火源：选择合适的火源，如蜡烛或特殊的火疗器具。

（2）准备中药：根据病情合理选择中药配方，并将其研磨成细粉状，均匀铺在皮损区域，以看不见皮肤为度。

（3）保护裸露皮肤：用湿毛巾铺在周围裸露皮肤上，避免烧伤。

（4）点燃中药：使用喷壶将乙醇均匀喷洒于中药表面后点燃，持续 10~15 分钟，每周 1~2 次。

3. 治疗风险

虽然火疗可以改善一些皮肤问题，但并不适用于所有皮肤病症。此外，火疗的应用尚存在一些潜在风险和不确定性，具体如下。

（1）烫伤和皮肤损伤：火源接触皮肤可能导致烫伤和皮肤损伤。

（2）感染风险：火疗操作不当可能导致感染或交叉感染。

（3）烟雾暴露：火疗过程中可能产生烟雾，长时间暴露于烟雾中对呼吸系统有一定的危害。

（二）蜡疗

蜡疗是一种传统疗法，通过应用熔化的蜡来改善皮肤问题。

1. 作用原理

（1）热能刺激：将蜡熔化后涂抹在皮肤上，可以通过热能刺激皮肤细胞的代谢活动，促进血液循环和营养输送，从而有助于皮肤的修复和再生。

（2）保湿作用：蜡疗可以在皮肤表面形成一层保护性的薄膜，有助于减少水分蒸发，保持皮肤的水分。

2. 操作方法

（1）材料准备：选择适合皮肤类型和治疗目的的蜡，如蜂蜡、果蜡或矿物蜡。

（2）加热：将蜡加热至适宜的温度，通常为 37~40℃。

（3）涂抹：使用专用的工具或双手将熔化的蜡涂抹在患者的皮肤上，通常是以均匀和薄层的方式。

（4）覆盖保护：使用纱布或特殊的薄膜覆盖涂抹区域，以提供额外的保护和保湿效果。

（5）静置保持：让蜡保持在皮肤上一段时间，以确保其渗透和吸收。

（6）移除：小心地将蜡从皮肤上除去，通常是通过撕去或用温水清洗的方式。

（7）术后护理：治疗后需要进行适当的护理，如清洗皮肤、涂抹保湿霜或抗炎药膏等。

3. 治疗风险

虽然蜡疗可以改善一些皮肤问题，但并不适用于所有皮肤病症。此外，蜡疗的应用尚存在一些潜在风险和不确定性。

（1）烫伤和皮肤损伤：如果蜡温度过高或操作不当，可能导致烫伤和皮肤损伤。

（2）过敏反应：有的患者可能对蜡过敏，会引发皮肤过敏反应。

（3）感染风险：不适当的蜡疗操作可能导致感染或交叉感染。

第三节　新治法之特色新用

一、给药途径

（一）中药微针

中药微针是一种利用微针将中药成分直接注入皮肤进行治疗的方法。通过微针刺激，加快皮肤组织的血液循环和新陈代谢，同时促进药物在治疗部位的吸收。

1. 优点

（1）促进修复：微针的刺激可以激活皮肤的自我修复能力，促进组织修复和再生。

（2）高效吸收：微针疗法可以直接输送中药成分到病变部位，使其能够被高效吸收，从而提高治疗效果。

（3）个体化治疗：微针的长度和密度可以根据患者的病情和需求进行调整，使得治疗更加个体化和具有针对性。

2. 操作要点

（1）选择合适的微针：根据病情和治疗需求，选择合适的微针长度和密度。

（2）消毒处理：治疗前对微针进行严格的消毒处理，以保证操作的安全性。

（3）准确定位：根据病变部位和治疗需求，准确确定微针的刺入位置。

（4）控制深度和力度：根据患者的皮肤情况和耐受性，控制微针刺入的深度和力度。

（5）术后处理：治疗结束后，及时清洁和消毒刺激部位，避免感染和其他并发症。

（二）中药离子导入

中药离子导入是利用设备将中药离子传输至皮肤深层进行治疗的方法。常用设备包括电泳导入仪和超声导入仪。通过这些设备，中药离子可以穿过皮肤屏障，直接作用于皮肤病变处。

1. 优点

（1）增强渗透性：中药离子导入技术可以增强中药成分的渗透性和吸收率，提高治疗效果。

（2）减轻负担：该技术可以减少口服药物的剂量和用药频次，减轻患者负担。

（3）个体化治疗：中药离子导入技术可以根据患者的具体情况进行调整，实现个体化治疗。

2. 操作要点

（1）设备选择与操作：根据治疗需求选择适当的设备，并根据设备说明书进行正确操作。

（2）皮肤准备：对治疗部位进行清洁和准备，以确保离子的渗透性和治疗效果。

（3）离子传输参数：根据患者的皮肤情况和需求，调整离子传输参数，如电流强度和超声波频率。

（4）治疗时间和次数：根据病情和治疗反应，确定合适的治疗时间和次数。

（5）安全控制：在操作过程中，注意安全控制，避免造成皮肤损伤。

（三）中药外用贴剂

中药外用贴剂是一种将中药成分贴于皮肤表面，通过皮肤吸收作用进行治疗的方法。与传统的中药外敷相比，外用贴剂突破了中药成分在外敷中易挥发、易流失及渗透性差的问题，提高了中药吸收率和治疗效果。

1. 优点

（1）精准给药：外用贴剂可以直接贴在病变部位，实现局部治疗，提高药物的精准给药。

（2）持久疗效：外用贴剂可以长时间贴附在皮肤上，保持药物的持续释放，延长疗效持久性。

（3）方便易用：外用贴剂使用简便，患者可以自行贴敷，不受时间和地点限制。

2. 突破点

（1）贴剂材料优化：通过优化贴剂材料，提高中药成分的渗透性和稳定性，使治疗效果增强。

（2）制剂工艺改进：采用新的制剂工艺，使中药成分充分溶解、均匀分布在贴剂中，提高药物的释放效率。

（3）贴剂透皮技术突破：借助透皮增透技术，改善中药成分在贴剂中的渗透性，提高药物吸收率。

二、中药剂型

（一）中药颗粒剂

中药颗粒剂是通过现代科技手段提取中药有效成分，并将其制成颗粒状，方便患者口服的一种剂型。

1. 制备过程

中药颗粒剂的制备包括选材、研磨、提取、浓缩、干燥等步骤。首先，选取优质中草药进行研磨和筛选，将其制成细小颗粒。然后，采用提取技术提取有效成分。最后，通过浓缩和干燥制成颗粒剂。

2. 特点和优势

中药颗粒剂具有便于携带、服用方便、剂量准确、药效稳定等优点。其不仅可以用于内服，用水冲泡后易于患者吞咽，还可与其他溶剂联合配制成膏剂外涂，无需煎煮，便于携带。并且中药颗粒剂可以根据临床需要进行个体化定制，同时能够保留中药的有效成分，减少外界因素对药物的影响。

（二）中药微针贴剂

中药微针贴剂是一种将中药微细粉末制成贴剂，通过贴敷在患处进行治疗的给药方式。微针贴剂含有微小针刺，能够刺激皮肤，促进药物的渗透和吸收，提高局部治疗效果。

1. 制备过程

中药微针贴剂的制备包括选材、研磨、筛选等步骤，先将中药制成微细粉末，然后通过特殊技术将粉末与胶体材料结合，形成微针状的贴剂。微针非常微小，不会造成明显不适感，但能够渗透到皮肤角质层，释放中药有效成分。

2. 特点和优势

中药微针贴剂具有渗透性强、作用直接、安全性高等特点。贴剂能够在患处持续释放药物，提高药物的局部疗效。微针刺激还能促进皮肤的血液循环和新陈代谢，加快疾病康复。

3. 应用领域

中药微针贴剂适用于疮疡、湿疹等皮肤病病变局部，可以用于病变范围广泛而无法进行局部药物涂抹的情况，也可以用于药物局部渗透效果不佳的情况。

（三）中药胶囊

中药胶囊是将中药粉末或提取物装入胶囊中，多通过口服的方式使用。胶囊可以保护药物进入消化道，既避免药物有效成分被提前分解，也可以在一定程度上保护胃黏膜。

1. 制备过程

中药胶囊的制备包括选材、研磨、筛选等，将中药或其提取物制成粉末，再装入胶囊中。胶囊可以根据患者的需要进行个体化定制，将不同药物组合在一起，有助于提高治疗的针对性和疗效。

2. 特点和优势

中药胶囊具有使用方便、剂量准确、无味道等优点。胶囊不仅可以掩盖许多中药难以被患者接受的特殊气味，还能更加精准控制剂量，提高药物稳定性，促进药物的定位释放。胶囊还可以保护中药的有效成分，减少外界因素对药物的影响。

3. 应用案例

目前许多中药胶囊已在临床皮肤病领域广泛使用。例如，十味乳香胶囊用于治疗湿疹，六神胶囊用于治疗痤疮，湿毒清胶囊用于治疗湿热型银屑病。

（四）中药粉剂

中药粉剂是将中药研磨成粉末状，多通过口服、外用或其他途径使用。相比传统的中药煎剂和丸剂，中药粉剂丰富了中药给药剂型的种类，是更灵活的用药方式。

1. 优点

（1）用药方式多样：中药粉剂可以通过冲服、外敷等方式使用，适用于不同病情和患者需求。

（2）个体化治疗：中药粉剂可以根据患者的病情和需求进行配方调整，实现个体化治疗。

（3）药效快速释放：中药粉剂的粉末颗粒容易溶解和吸收，药效释放快速。

2. 突破点

（1）粉剂制备技术：通过优化制备工艺，提高中药粉剂的纯度、溶解度和稳定性，从而提高治疗效果。

（2）用药方式创新：突破传统的口服给药方式，探索其他途径，如外敷等，提高用药的便利性和灵活性。

（3）药物组方优化：根据不同病情和治疗需求，优化中药粉剂的组方，实现个体化治疗。

参考文献

［1］肖战说，崔炳南. 皮损辨证在皮肤病中药外治法中的应用初探［J］. 中国中西医结合皮肤性病学杂志，2019，18（6）：636–637+641.

［2］张苍，王萍. 浅谈中医皮肤病局部辨证与整体辨证的关系［J］. 实用皮肤病学杂志，2012，5（5）：290–291+297.

［3］张首旭. 痤疮结节皮损辨证规范探讨［D］. 北京：北京中医药大学，2021.

［4］张雅星，张峻岭. 皮肤镜与皮肤CT在皮肤病中医诊断中的应用进展［J］. 中国中西医结合皮肤性病学杂志，2020，19（2）：199–201.

［5］赵雅芝，宁洪鑫，张彦昕，等. 中药经皮微针制剂的研究进展［J］. 中草药，2022，53（8）：2550–2559.

［6］陈红英，戴丽华，汤春菊. 活血化瘀中药离子导入联合前列地尔注射液治疗0级糖尿病足疗效观察［J］. 河北中医，2019，41（7）：1030–1034.

［7］魏湘萍，白莉，白明，等，中药贴剂的特点、应用及分析［J］. 中华中医药杂志，2020，35（12）：6282–6284.

第三章

新技术

纳米技术经皮给药治疗银屑病

植物药电纺纳米纤维用于促进皮肤伤口愈合

第一节　纳米技术经皮给药治疗银屑病

银屑病是一种常见的慢性、炎症性、复发性、难治性皮肤病，全球患病率为2%~3%。银屑病的典型表现是皮肤上有红色丘疹或边界清晰的红斑，其上方覆有多层银白色鳞屑，可合并为大面积皮损，广泛分布于手、足、躯干、头皮和臀沟等处。银屑病的具体病因尚不明确，但涉及多种因素，如多遗传背景、感染、压力和吸烟等已被证明在银屑病的发生发展中发挥了重要作用。在组织学层面，银屑病表现为受累皮肤的角质形成细胞角化不全、角化过度、异常增生，以及炎性细胞浸润、血管扭曲和扩张。人们逐渐认识到银屑病是一种系统性疾病，会加剧肥胖、糖尿病和心血管疾病等，且超过16%的患者同时伴有心理问题，甚至有自杀倾向。

由于银屑病的复杂性，目前尚未有令人满意的确切药物靶点和相应的干预措施。根据合并症和疾病严重程度，银屑病的临床治疗主要有四种策略，包括局部干预和光疗的直接疗法，以及口服药物或注射生物制剂的全身疗法。与口服给药相比，外用局部给药可避免肝脏首过代谢、肾脏滤过及胃肠道环境产生的药物破坏作用，可减少非特异性免疫反应引起的脱靶效应，优势明显。此外，由于银屑病通常是一种终身疾病，需要反复干预，其外用制剂使用便捷，药物释放平稳，生物利用度较高和药效作用较强，或能够通过减少血药浓度的波动而降低药物的毒副反应，从而更容易提高临床疗效和患者的依从性。虽然局部给药策略通常被认为是轻至中度局限性银屑病的一线选择，但大多数对银屑病有治疗作用的成分都存在溶解度差、皮肤渗透性低、吸收差等缺陷，使得外用制剂的研发十分具有挑战性。

在过去20年中，纳米技术和材料科学的创新发展及其在生物医药领域的渗透应用，为改善银屑病的外用制剂提供了诸多机会和解决方案。在纳米医学中，1~100nm的材料通常用于设计、制造或修饰治疗药物。在银屑病的治疗中，纳米药物局部疗法比传统疗法更具有以下优势：①提高不溶性药物的递送能力，从而最大限度地提高药物的生物利用度和功效；②促进药物穿透皮肤屏障，以增强吸收并减少用药剂量；③在可控时间内以精确剂量控制药物释放；④在增加药物溶解度的同时保护药物不被降解；⑤利用细胞特异性配体修饰后提供靶向定位，从而减少药物的不良反应。目前认为，药物的被动输送主要是纳米颗粒、纳米纤维和基质纳米载体，通过细胞间、跨细胞和附属器三种途径传递药物。药物的主动转移主要通过物理载体进行，包括非侵入性和侵入性递送。但是，大多数纳米药物仅在临床前阶段进行了有效性的验证，若实现其从实验室到临床应用的转化，仍需进一步的深入表征、评估与验证。随着纳米科学技术和生物材料种类等以几何级数加速发展，如纳米颗粒和纳米基质制造的多样性，以及不同纳米药物给药形式的创新突破，银屑病外用局部治疗的适宜剂型及给药形式不断扩展增加（图3-1-1）。因此，明确已用于临床前实验的纳米载体和各给药形式的特点及其在治疗银屑病各环节的优势与局限性，对于制定适宜的银屑病外用治疗方案至关重要。

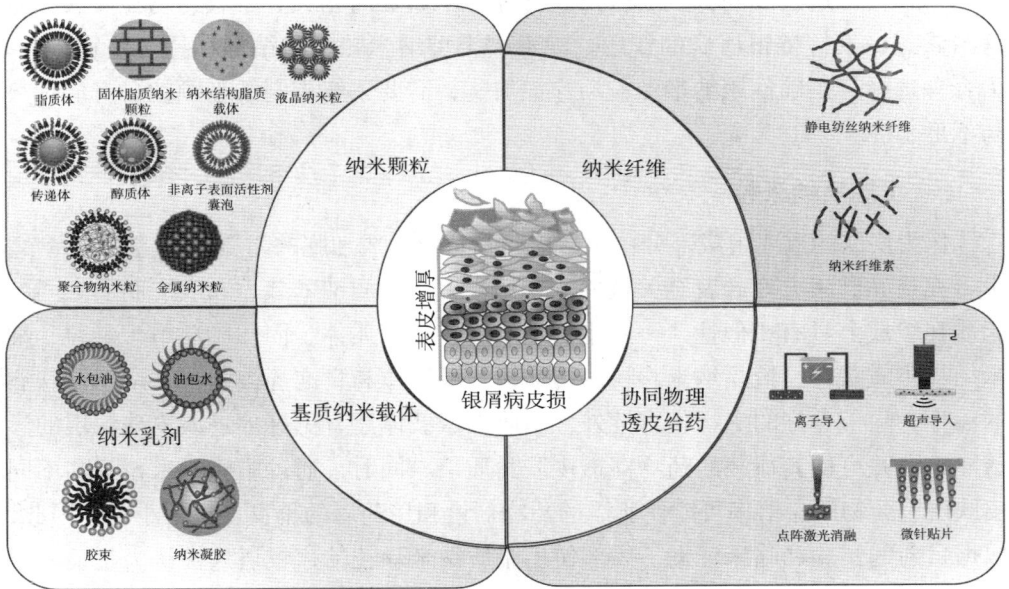

图 3-1-1　纳米技术经皮给药在银屑病治疗中的应用

一、纳米颗粒

纳米颗粒亦称纳米粒，是指结构至少有一个维度小于100nm的颗粒。微小的尺寸赋予了纳米颗粒更大的比表面积，使其在生物载药等方面具有更大的优势，在多功能表面改性方面具备更大潜力。一般而言，纳米颗粒本身并不是结构简单的分子，而是两种或两种以上材料组装成的三层结构，包括表面层、壳层和核层。正是由于这样的特性，纳米颗粒能够吸收大量的分子或药物，并且很容易在器官和组织中循环，从而在生物医学研究中具有较高的应用潜力，如化学和生物传感、生物成像和药物递送。通常，在药物递送中，通过选择纳米颗粒的化学成分、尺寸、形状和表面修饰，可以使纳米颗粒发挥定位、靶向等作用，也可对纳米颗粒的物理、化学、机械和生物特性产生额外的影响。

根据化学成分的不同可将纳米颗粒主要分为两类：有机纳米颗粒（如脂质体和聚合物纳米颗粒）和无机纳米颗粒（如金属纳米颗粒）。这两种纳米颗粒都可被用于递送治疗银屑病的有效药物。脂质纳米颗粒由于其生物相容性、可生物降解、无毒和无刺激的特性，在局部药物递送中应用最多。由天然或合成聚合物组成的聚合物纳米颗粒具有多功能性和易于化学或物理修饰的特点，已成为药物递送载体的首选。金属纳米颗粒（metal nanoparticle，MNP），如金纳米粒和银纳米粒，因具有显著的抗菌特性被认为是治疗皮肤感染的优选材料。此外，不同类型的纳米颗粒可通过不同方式克服皮肤屏障，从而提高相关分子或药物在皮肤的滞留与渗透，发挥抗银屑病的作用。因不同类型纳米颗粒的结构和特性差别较大，为合理选择、正确使用纳米颗粒治疗银屑病，需要了解不同纳米颗粒自身的优势与不足。

（一）脂质纳米粒

作为皮肤的重要组成部分，源自皮脂和角质形成细胞的脂质在保持皮肤完整、水分充足和健康方面起着至关重要的作用。由于脂质纳米载体和表皮脂质之间的脂质在组成上具有相似性，一些脂质纳米粒，如脂质体、固体脂质纳米颗粒、纳米结构脂质载体、液晶纳米颗粒、传递体、醇质体和囊泡等被制备并用于皮肤病的治疗。除了良好的生物相容性外，脂质纳米载体还有更好地进入皮肤深层的渗透能力，并可使其荷载的药物穿透皮肤角质层。同时，通过脂质纳米粒提高不同皮肤层对药物的滞留率可能使所需的药物剂量和用药后的不良反应最小化。因此，根据目前的实验和临床证据，局部使用脂质纳米颗粒治疗银屑病被认为是最安全有效的方法之一。然而，由于脂质纳米粒普遍存在较低的载药能力、较弱的渗透性和稳定性，将其应用于银屑病的治疗仍然停留在理论层面，需要更复杂的生物医学工程策略才能实现临床应用。

1. 脂质体（liposome）

脂质体最早是在 1965 年由 Bangham 等人首次发现并描述的。脂质体呈类球状，是磷脂分子分散在水中时，因磷脂分子亲水端自相靠近、疏水端自相靠近，而自发形成的封闭囊泡。由于脂质体具有两亲性（亲水性头部和由两个极性疏水链组成的尾部）和双分子层结构，因此被广泛用作亲水性（水相内部）和亲脂性（脂相内部）分子的药物转运体。脂溶性药物可以由磷脂双分子层承载，而水溶性药物则可被囊泡的内部包封。20 世纪 70 年代，脂质体首次在临床上得到应用，以 β- 半乳糖苷酶制备脂质体治疗糖原贮积病。在小单层囊泡（直径 25~50nm）、大单层囊泡（直径 50~500nm）和多层囊泡（直径 500~10000nm）三类脂质体中，根据双分子层的大小和数量，从载药能力、稳定性和透过角质层的效率来看，大单层囊泡被认为是透皮给药的理想结构。近年来，已经开发了多种脂质体构建方法，包括薄膜法、注射法、挤压法和乳化法。制备大单层囊泡主要采用挤压法。但是，由于易出现挤压膜堵塞而造成产品的高损耗，故在工业中的大规模应用受限。

二丙酸倍他米松是一种皮质类固醇，可作为抗炎试剂用于治疗银屑病。然而，长期使用二丙酸倍他米松往往会引起局部皮肤萎缩和色素沉着。考虑到脂质体可能有助于药物的透皮递送，从而减少用药剂量，降低皮肤萎缩和色素沉着的风险，因此研究人员构建并评估了其脂质体制剂。但一项双盲研究显示，与寻常型银屑病相比，负载二丙酸倍他米松的脂质体对于特应性皮炎的治疗效果更显著，表明传统脂质体可能不是令人满意的适用于银屑病的药物载体。负载二丙酸倍他米松的脂质体治疗银屑病失败的原因可能是银屑病皮肤异常角化过度，使其通过减慢，或因特应性皮炎的皮肤完整性受损加速其通过，提示单纯的脂质体制剂可能不适合银屑病的透皮给药。

Walunj 等人开发了负载免疫抑制剂环孢素的阳离子脂质体，并评估了其抗银屑病的效果。为了解决环孢素的水溶性和高分子量等在理化性质方面的缺点，利用阳离子脂质中应用最广泛的 1,2 二油酰基 –3– 三甲基铵 – 丙烷制备了负载环孢素的脂质体。同时，负载环孢素的脂质体表面的正电荷对阴离子皮肤膜具有很强的亲和力，从而提高了用于咪喹莫特诱导的银屑病斑块模型的疗效。此外，为了更好地透皮吸收，研究人员也采用了细胞穿膜肽（cell–penetrating peptide，CPP），使用 CPP 可显著促进脂质体的细胞摄取和皮肤渗透。在最近的一项研究中，Yu 等设计了 CPP 修饰的姜黄素脂质体以用作银屑病的治疗药物。通过与 Na^+/K^+–ATP 酶 β– 亚基的 C 端相互作用，CPP 可通过直接穿透等机制运载生物大分子进入细胞内发挥其效应功能。因此与不含 CPP 的姜黄素脂质体相比，含有 CPP 的姜黄素脂质体更加有助于药物的皮肤渗透和滞留。通过对咪喹莫特诱导的银屑病小鼠模型进行组织学评估发现，姜黄素 – 细胞穿膜肽脂质体成功改善了红斑和鳞屑等症状，并降低了表皮厚度。综上所述，根据银屑病自身特点，通过不断改良脂质体的成分，能够更好地发挥对银屑病的治疗作用。

快速且广泛的改良策略使脂质体成为最安全、最突出的药物递送载体之一。截至目前，已有几种脂质体制剂被美国食品药品监督管理局（Food and Drug Administration，FDA）批准用于治疗多种疾病，如癌症和真菌感染，也有一定数量的制剂已进入临床试验的后期阶段。虽有研究报道显示，可以通过对脂质体进行修饰来改善其皮肤的渗透性，然而尚没有明确的临床证据证明其在银屑病患者中的有效性，因为大多数药物似乎仍然停留在角质层的上层。因此，通过补充胆固醇，用合适的表面活性剂或渗透增强剂替代胆固醇，使用阳离子或阴离子表面活性剂来修饰脂相，均是促使药物渗透和释放到更深皮肤层的备选方案。

2. 固体脂质纳米粒（solid lipid nanoparticle，SLN）

固体脂质纳米粒是 20 世纪 90 年代初由 R.H. Muller 和 M. Gasco 报道的一类基于脂质的纳米颗粒。SLN 采用天然或合成的脂类或类脂为材料，通过适当的工艺，被制成粒径大小为 50~1000nm，将药物包裹于其中的纳米粒。SLN 粒径为纳米级，常温下呈固态。SLN 的制备方法有高压乳匀法、超声分散法、乳化沉淀法和微乳法等。与传统脂质体不同，固体脂质纳米颗粒是由在室温和体温下能够保持固体状态的固体脂质制备而来的，并在其中添加适当的表面活性剂或乳化剂来抑散脂质分散。与传统的脂质体和微乳相比，SLN 将药物包裹于固态磷脂结构中，能够保护药物活性、降低毒副作用，可控制药物的释放和靶向病灶部位的功能，同时提高药物的组织相容性、生物利用度，且 SLN 为生物可降解材料，具有较好的稳定性。SLN 可以克服脂质体和微乳在储藏和体内循环中稳定性差及载体有低毒的缺陷，也具有聚合物纳米颗粒的物理稳定性高、药物不易泄露和靶向性良好等优点，不易受外界环境影响，易于控制药物的释放速度。目前 SLN 可用常规的辅料进行制备，通过高压乳匀法实现大规模生产，极具发展前景和潜力。

SLN 的最大特点是采用生物相容性好、易降解、载药能力强的类脂材料为载体，如卵磷脂、甘油三酯、脂肪酸及类固醇等，降低对人体的毒副作用。作为药物载体的类脂，根据 SLN 特性的不同，还应具备理化稳定性好、靶向作用强、成本低等特点。在 SLN 制备中使用的固体脂质有甘油酸酯、硬脂酸、十六烷基棕榈酸酯等。基于脂类、药物和产品的不同理化性质，人们建立了多种固体脂质纳米颗粒的制备方法，如热均质、冷均质和微乳技术。作为一种更有效的局部给药系统，固体脂质的引入使 SLN 比传统脂质体在药物装载和控释、活性化合物的保护以及可忽略的皮肤刺激方面具有更多优势。此外，配方中脂质和表面活性剂的类型影响固体脂质纳米颗粒的大小，与角质层密切接触的小尺寸固体脂质纳米颗粒可以极大地帮助药物穿透皮肤屏障，从而促进药物向银屑病患者皮肤更深层输送。这些作用可以用"闭塞效应"来解释，即当局部使用固体脂质纳米颗粒时，角质层顶部会形成闭塞的疏水膜，从而更有利于水合作用和经皮渗透。

得肤宝软膏是皮质类固醇二丙酸倍他米松与维生素 D_3 类似物卡泊三醇的复合制剂，被认为是轻至中度银屑病的标准治疗方法。然而其副作用，如皮肤萎缩和色素沉着，一直备受关注。Sonawane 等人通过热熔挤压结合高剪切均质化技术开发了装载药物组合的 SLN——负载二丙酸倍他米松 – 卡泊三醇的 SLN。利用大鼠和人类皮肤进行的体外研究表明，负载二丙酸倍他米松 – 卡泊三醇的 SLN 显著提高了二丙酸倍他米松 – 卡泊三醇的皮肤渗透性，延缓了角质形成细胞的突然生长。与比同时，体内小鼠尾皮肤模型显示，与得肤宝软膏相比，负载二丙酸倍他米松 – 卡泊三醇的 SLN 可显著降低表皮厚度，且无副作用，证实了其抗银屑病疗效。同样，Ferreira 等人制备了负载免疫抑制药物甲氨蝶呤和肿瘤坏死因子抑制剂依那西普混合物的 SLN，将其外用同样获得了类似的抗银屑病效果。总之，这些研究提供的证据表明，SLN 可以显著提高银屑病的治疗效果。

尽管 SLN 的生产相对简单，价格低廉，并且可扩展到工业应用，但固体脂质成分的参与会导致在存储过程中高能态的晶型向能量更低、更加有序的 β 晶型转变。由于 β 晶型具有高度有序性，不规则晶格数目减少，从而会引发药物装载能力的问题及储存期间的药物泄漏问题。因此，一些研究人员尝试在原有的固体脂基中加入第二种固体脂质，试图提高稳定性和药物包封效率，并延长所载药物的释放曲线。

3. 纳米结构脂质载体（nanostructured lipidic carrier）

为了克服 SLN 在药物装载能力和药物泄漏方面的缺点，有学者用液体脂质代替 30% 的固体脂质制备纳米结构脂质载体，纳米结构脂质载体被认为是"最新一代的 SLN"。虽然加入了一定数量的液体脂质，但所产生的纳米结构脂质载体在室温或体温下混合时仍以固体形式存在。用于制备纳米结构脂质载体的常用液体脂质有油酸、橄榄油、大豆油、甜杏仁油、角鲨烯和葛缕子油，脂质类型与所载药物一起决定了最终产品的理化性质和有效性。当与液体脂质结合时，纳米结构脂质载体的晶型结构呈无序状态，为药物溶解提供了更多的空间。因此，与 SLN 相比，纳米结构脂质载体具有更高的稳定性、更强的负载能力和最大限度的药物排出能力。除上述优点外，经析因设计优化的纳米级纳米结构脂质载体还显示出明显的"闭塞效应"，适合局部给药。

甲氨蝶呤是口服或肠外治疗广泛性银屑病，甚至重度银屑病最有效的免疫抑制剂之一，但长期用药会导致骨髓抑制、食欲不振、肝毒性和肝硬化等不良反应，因此仅建议局部应用。然而，局部使用甲氨蝶呤没有表现出显著的临床效果，因为其在高度堆积的角质层中渗透性较低。Agrawal 等人通过溶剂扩散技术开发了一种凝胶型、甲氨蝶呤包埋的纳米结构脂质载体，并在体外和体内研究中评估了其局部治疗效果。研究发现，纳米结构脂质载体制剂中的甲氨蝶呤表现出更好的抗银屑病效果，能够缩小银屑病皮损面积和降低严重程度指数，改善咪喹莫特诱导的银屑病动物皮肤和耳的组织病理改变，同时纳米结构脂质载体的递送增加了甲氨蝶在角质层的沉积，并延长了药物持续释放的时间。此外，有研究表明，卡泊三醇联合甲氨蝶呤局部治疗可以增强抗银屑病的效果。然而，卡泊三醇和甲氨蝶呤之间的极性差异极大，很难合并在单一载体中。为了评估负载亲脂性卡泊三醇和亲水甲氨蝶呤的纳米结构脂质载体的潜力，Lin 等人利用高剪切均质化技术优化了纳米结构脂质载体的研发方法。在体外和体内研究评估皮肤渗透效率时，卡泊三醇和甲氨蝶呤通过纳米结构脂质载体被携带都显示出跨越皮肤屏障的可行性，并且由于两种药物合并在一个配方中，可以直接施用于皮肤，而无需在使用第一种药物载体后等待一定时间，故具有更好的患者依从性。

虽然纳米结构脂质载体和 SLN 都显示出其作为局部治疗药物递送载体的潜力，但一些比较研究表明，优化后的纳米结构脂质载体由于具有更好的"闭塞效应"和更强的药物与角质层间连接的紧密性，而显示出具有更好的药物皮肤渗透性和皮肤滞留性。因此，与 SLN 相比，以纳米结构脂质载体为基础的给药系统更适合银屑病的治疗。

4. 液晶纳米粒（liquid crystalline nanoparticle，LCNP）

液晶是介于晶体固体和同性液体之间的中间相。液晶纳米粒是通过将介于液体和固体晶体阵列之间的块状液晶分解为具有各向异性结构（如逆六边形和立方中间相）的两亲性脂质而组成的纳米级颗粒，具有生物相容性高、生物黏附性好、载药量大等优点，其独特内部结构能够包封不同性质的药物。单油酸甘油酯是一种无毒、可生物降解的两亲性脂质，由于其具有独特的多态性，通常用于液晶纳米粒的制备。单油酸甘油酯可形成一个高度有序的自组装结构，其中两个离散的水通道被脂质双分子层隔开，不同类型的亲水性、亲脂性或两亲性药物可以根据其溶解度特性进行定位。由于其生物膜样结构的生物黏附特性和相关材料的增强渗透作用，能够调节和干扰角质层屏障中的脂质相，迄今为止，液晶纳米粒作为皮肤病治疗药物或美容产品的载体已引起了极大关注。

小檗碱是一种异喹啉类生物碱，具有抗增殖、抗炎、抗氧化等多种生物效应，被认为是未来治疗银屑病最有前途的天然植物制剂之一。然而，小檗碱因在水中溶解度差、皮肤渗透性低而使其临床应用受阻。Freag 和 Torky 的研究小组首次使用快速、简单的水相法报道了负载单油酸甘油基小檗碱 – 油酸的液晶纳米颗粒。与乙醇、甲醇和叔丁醇三种共溶剂相比，当加入适量泊洛沙姆 F127 作为立体稳定剂时，聚乙二醇 400/ 单油酸甘油的溶解度最佳。此外，优化后的负载小檗碱 – 油酸的液晶纳米颗粒作为液晶纳米储层，可随时间推移实现小檗碱的持续释放和局部扩散。此外，体内研究显示，局部应用负载小檗碱 – 油酸的液晶纳米颗粒水凝胶可显著缓解银屑病症状，降低银屑病促炎细胞因子水平。

与传统脂质体相比，液晶纳米颗粒已被证明可以提高负载药物的生物利用度和稳定性。然而，当涉及制药行业时，液晶制备的巨大能量需求和高成本导致液晶纳米颗粒难以推广应用。

5. 传递体

传递体被称为弹性或超柔性脂质体，由 Cevc 和 Blume 于 1992 年首次提出。传递体在结构上由磷脂、边缘激活剂、水和不超过 10% 的乙醇作为载体组成，涉及的边缘激活剂通常是生物相容性表面活性剂，如胆酸钠、脱氧胆酸钠、多元醇、司盘 –80（Span–80）和吐温 –80（Tween–80），作为膜软化剂有着脂质体弹性特性。通过添加边缘激活剂完全替代胆固醇，而使传递体获得超变形能力，在非闭塞条件下应用时可以自发变形而不破坏脂质结构。同时，由于所产生的透皮渗透梯度和水化力，传递体可以通过比自身尺寸小得多的微小毛孔，从而促进其穿过角质层屏障进入更深的皮肤层。据此，传递体在经皮给药和局部治疗皮肤病方面越来越受到重视。

目前已有研究证明，边缘激活剂的不同化学结构导致了传递体具有不同特征，特别是囊泡的形状和大小、药物的包埋效率、可变形程度以及包埋药物在皮肤上的释放和扩散。例如，Jain 等人通过使用脱氧胆酸钠、Tween–80 或 Span–80 制备亲水亲油平衡为 16.7、15 和 4.3 的负载亲脂药物地塞米松的传递体，发现在上述三种边缘激活剂类型的传递体中，Tween–80 囊泡具有最小程度的可变形性，而 Span–80 的传递体具有最大的可变形性及较高的药物包封率。因此，可以得出结论，较高浓度的边缘激活剂与较低的药物包裹有关，边缘激活剂在决定弹性脂质体的皮肤渗透性方面起着至关重要的作用。

具体在银屑病的治疗方面，Sanna 等设计并表征了由磷脂酰胆碱和脱氧胆酸钠或 Tween–80 组成的负载二丙酸倍他米松的传递体。优化后的粒径为（242.8 ± 1.2）nm 的负载二丙酸倍他米松的传递体在 4℃或 25℃下至少能稳定 6 个月。更重要的是，与市场上的二丙酸倍他米松乳膏相比，负载二丙酸倍他米松的传递体显著提高了风险 – 收益比，对银屑病患者具有良好的疗效。同样，为了提高他克莫司（一种亲脂性天然大环内酯类药物，作为一种强大的免疫抑制剂被广泛用于治疗银屑病）的透皮渗透性，Parkash 等人利用旋转蒸发法构建了传递体，并测试了药物渗透性，随后评估了其抗银屑病疗效。通过药代动力学和药效学参数评估发现，与传统脂质体相比，他克莫司被包装成传递体时有着更好的渗透性，这与体内和体外研究中抗银屑病活性的增加相吻合。

总之，传递体已被证明优于传统脂质体，增强了药物渗透性和与皮肤组织的相互作用，也使得越来越多的传递体作为药物载体进入临床试验。值得注意的是，传递体用作药物传递系统的一个主要缺点是很难在不影响其可变形性和弹性的情况下加入疏水药物，且边缘激活剂的增加可能导致传递体的生物相容性降低。因此，提高疏水药物传递体装载能力的技术尚需更多努力。

6. 醇质体

醇质体是一种新型超变形纳米囊泡，主要由磷脂构成并含有高浓度醇类成分，最初由 Touitou 等人于 1996 年提出。醇质体可被视为一种特殊的传递体，其核心是用乙醇代替了传递体中的边缘活化剂。作为醇质体的组成成分，磷脂的使用浓度通常为 0.5%~10%，同时会专门添加 20%~45% 的短链醇，如乙醇、丙二醇、甘油等，以增强皮肤渗透能力。顾名思义，在醇质体中添加短链醇是至关重要的，因为醇类能够显著影响囊泡的大小、zeta 点位、包封率和稳定性。此外，通过与脂质的极性头部基团相互作用，醇质体可提高自身和皮肤组织结构脂质双层的流动性，从而促进药物向表皮深层释放。因此，在脂质体中引入醇类，能够从递送量和渗透深度两方面协同提升脂质介导的药物跨皮肤屏障递送效果。

环孢素 A 是一种能够有效治疗银屑病的免疫抑制剂，但可能具有严重的肾毒性。当用作局部治疗时，环孢素 A 的高分子量（1202 道尔顿）极大地限制了其通过皮肤屏障的运输（分子量必须低于 500 道尔顿）。近期有学者报道了脂质体、传递体和醇质体携带环孢素 A 经皮传递的比较研究，以人体热分离表皮为研究对象，结果表明，虽然负载环孢素 A 的醇质体粒径最大（$257 \pm 1nm$），但其皮肤渗透性显著优于其他载体，即醇质体的皮肤渗透性为 $60\mu g/cm^2$，传递体的渗透性不足 $10\mu g/cm^2$，脂质体的皮肤渗透性为 $0\mu g/cm^2$。该实验证实，醇质体的透皮性优于传递体和脂质体。通常情况下，作为局部疗法的醇质体具有抗银屑病作用，Chandra 等人使用冷法开发并评估了负载甲氨蝶呤结合水杨酸的醇质体凝胶的潜力。在持续 24 小时的监测中，与甲氨蝶呤溶液相比，甲氨蝶呤－水杨酸－醇质体凝胶表现出缓慢且持续的甲氨蝶呤释放特征，并且在暴露于甲氨蝶呤－水杨酸－醇质体的皮肤中检测到超过 30% 的药物滞留。与药物释放一致，甲氨蝶呤－水杨酸－醇质体制剂应用于咪喹莫特诱导的银屑病模型后，银屑病面积和严重程度指数（PASI 评分）显著降低，皮肤状态正常，仅存在轻度角化。

在乙醇溶剂的帮助下，与传递体相比，醇质体被认为是更好的药物递送选择，但过敏的风险可能会随着乙醇含量的增加而增加。除安全问题外，醇质体的乙醇核心可能会在相对较高的温度下蒸发，如在银屑病皮损局部炎症部位。因此，仍需要进一步开展药效学研究和临床疗效评价。

7. 非离子表面活性剂囊泡

非离子表面活性剂囊泡（简称囊泡）与脂质体结构相似，不同的是，囊泡是由两亲性非离子表面活性剂与胆固醇自组装而成，总电荷为中性的双层结构。作为传统脂质体的替代药物递送系统，囊泡具有更小的尺寸、更大的均匀性和更小的批次间差异。此外，非离子表面活性剂，如 Span 和 Tween，可赋予囊泡相对生物相容性、稳定性和性价比，从而有利于大规模生产。在银屑病治疗方面，非离子表面活性剂可以修饰角质层，使其成为更疏松、更具渗透性的组织，从而增加药物在角质层、表皮中的停留时间和局部浓度。此外，皮肤中的水分允许囊泡以扩散的方式通过角质层，囊泡与皮肤表面融合或黏附后产生的浓度梯度决定了囊泡的渗透率。

此外，也有研究探讨了包封在囊泡内的抗银屑病药物的潜在药效和不良反应。Lakshmi 等人将 0.25% 的甲氨蝶呤包裹在囊泡中制成壳聚糖凝胶，通过一种皮肤敏感性测试——人体重复性损伤性斑贴试验（human repeat insult patch test，HRIPT）进行初步安全性评估，甲氨蝶呤囊泡在健康受试者中没有表现出任何显著的刺激或致敏作用。一项针对局限性银屑病患者的双盲安慰剂对照研究进一步评估了甲氨蝶呤囊泡的抗银屑病作用。结果显示，治疗 12 周后甲氨蝶呤囊泡比商业化甲氨蝶呤凝胶具有更强的抗银屑病效果。

阿维 A 酸是一种口服类维生素 A，因其具有严重的副作用，可能导致出生缺陷，仅用于治疗非常严重的耐药银屑病。阿维 A 酸也有类似的报道，可将 PASI 评分从 6.24 ± 1.49 显著降低至 2.00 ± 0.14。此外，Abu 等人利用薄膜水合作用开发了由 Span-60 和胆固醇组成的阿维 A 酸囊泡。优化后的阿维 A 酸囊泡在（4 ± 1）℃下的稳定性至少为 3 个月，而阿维 A 酸囊泡在室温（25 ± 1）℃下相对不稳定，出现了药物泄漏，可能是磷脂双分子层氧化水解所致。阿维 A 酸囊泡作为一种抗银屑病的特异性治疗手段，其效果也已被体外和体内试验证实。HaCaT 细胞是一种人源性角质形成细胞系，阿维 A 酸囊泡可抑制高增殖的 HaCaT 细胞。在小鼠尾皮肤模型中也得到了同样的结果，阿维 A 酸囊泡引起了明显减少的过度角化和表皮增厚现象，未见副作用。

随着磷脂的去除，囊泡克服了脂基纳米颗粒抗氧化性和温度稳定性差、制备和储存条件严格、成本高等缺点。然而，囊泡尚有在制备过程中由于药物的聚集、融合、泄漏或水解而产生的物理不稳定性等缺点，有待进一步改良。

（二）聚合物纳米颗粒

聚合物纳米颗粒通常指基于疏水性聚合物的纳米颗粒，由于其具有良好的生物相容性、高效的长循环特性以及优于其他纳米颗粒的代谢排出方式等，在纳米医学领域中得到了广泛关注。聚合物纳米颗粒是由天然或合成的 10~1000nm 的聚合物组成的胶体系统，可以装载亲水性和疏水性化合物，并将这些化合物包裹在内部或负载在表面。其中来自天然聚合物的壳聚糖纳米颗粒和源自合成聚合物的可生物降解脂肪族聚酯最常用于局部皮肤递送。此外，一些经美国 FDA 批准的聚合物已被广泛应用，如天然聚合物海藻酸盐、白蛋白、羟基磷灰石和透明质酸，以及合成聚合物聚乙醇酸、聚乳酸、聚乳酸羟基乙酸和聚乙二醇等。在用这些聚合物制备纳米胶囊时，常用方法包括纳米沉淀、溶剂蒸发、乳化溶剂扩散、盐析乳化 – 扩散和原位聚合技术等。在局部药物递送方面，因聚合物纳米颗粒大小可调、能保护不稳定分子、用配体修饰表面和可控制药物释放等优势受到广泛关注。例如，带有多肽、适配体或抗体表面修饰的载药聚合物纳米颗粒可具有针对靶向特定细胞或组织进行靶向药物递送的能力。同样，可以通过调节药物与聚合物的比例或聚合物的组成和分子量来控制药物释放。

表没食子儿茶素没食子酸酯是绿茶提取物中含量最高的儿茶素，已被证明对多种疾病具有抗氧化和抗炎作用。然而，由于其细胞膜通透性极低，因此口服生物利用度并不理想。为了解决这一问题，Chamcheu 等人使用凝胶化方法制备了基于带正电壳聚糖的可溶性纳米颗粒，显示出优越的生物黏附性能。纳米颗粒中表没食子儿茶素没食子酸酯在 6 小时后可快速释放 50%，24 小时可达到 100% 的药物释放。与游离表没食子儿茶素没食子酸酯相比，纳米颗粒对白细胞介素 –22 诱导的人角质形成细胞过度增殖的抑制作用提高了 4 倍以上。与体外试验结果一致，纳米表没食子儿茶素没食子酸酯在咪喹莫特诱导的银屑病小鼠模型中的递送量是游离表没食子儿茶素没食子酸酯的 3 倍。

同样，使用传统的抗溶剂方法，Sun 等制备了不同尺寸的姜黄素 – 聚乳酸 – 羟基乙酸纳米颗粒，其粒径较小的为（48.89 ± 0.19）nm，较大的为（152 ± 1.39）nm。来源于人或猪的体外银屑病皮肤渗透性测定结果均显示，小尺寸姜黄素 – 聚乳酸羟基乙酸纳米颗粒在银屑病皮肤中的蓄积量最高，为（1.31 ± 0.07）μg/cm²。与皮肤渗透性趋势一致，小尺寸姜黄素 – 聚乳酸羟基乙酸纳米颗粒显著降低了银屑病的相关症状和生物标志物，显著改善 PASI 评分并降低血清细胞因子水平。

随着高分子纳米颗粒技术的发展，根据聚合物和药物的性质以及所采用的制备方法，可实现多种类型的载药高分子纳米粒的制备。除了配方上的优势外，大量研究证实聚合物纳米颗粒可作为局部抗银屑病治疗载体应用，且正在成为调控药物透皮传递的重要策略之一。然而，与其他已开发的纳米载体相比，聚合物纳米颗粒在应用时更多地积聚在炎性皮肤的角质层中，故增强皮肤渗透性的能力有限。因此，在提高药物透皮效率方面，聚合物纳米颗粒还有更大的发展空间。

（三）金属纳米颗粒

供生物医药领域应用的金属纳米颗粒通常是 1~100nm 的固体胶体金属颗粒。金属纳米颗粒具有小尺寸、高比表面积、高反应活性的特点，以及独特的光学、电学、热力学特性，已成为催化、传感器、临床诊断、医学治疗、环境修复等众多领域研究的热点材料。金属纳米颗粒的种类、形貌、尺寸及表面功能修饰决定着其性能及应用范畴。以生物学方法合成金属纳米颗粒是利用生物体或生物分子对金属离子前体进行还原或生物矿化，反应条件温和、耗能低，无需昂贵的设备和有害的化学物质，是一种绿色合成方法。但是生物合成金属纳米颗粒仍然面临颗粒形貌、尺寸较难控制，以及产物不易回收和纯化、大规模生产技术欠缺等问题，因而限制了其产业化应用。

由于其具有独特的性质，如磁性、较大的表面 / 体积比、易于表面修饰，并具有多种生物效应，如抗菌、抗炎和抗癌，各种金属纳米颗粒已被用于药物递送。因金属纳米颗粒不仅能自身发挥生物效应，而且可与其他抗炎药产生协同效应，非常适合局部给药。目前，一些金属纳米颗粒，如金、银、硒和铂纳米颗粒已被用于治疗银屑病。

Bessar 等人设计了含有甲氨蝶呤的水溶性功能化金纳米粒，用于局部给药。该研究获得的大小为（4±1）nm 的小尺寸甲氨蝶呤 – 金纳米粒在 4℃下可稳定保存至少 6 个月。与游离甲氨蝶呤相比，甲氨蝶呤 – 金纳米粒对角质形成细胞的抑制作用更强。在该系统中，约 80% 的甲氨蝶呤可在 1 小时内快速释放，约 95% 的甲氨蝶呤可在 24 小时内完成释放，这表明甲氨蝶呤 – 金纳米粒可以有效减少甲氨蝶呤在皮肤上的用量和持续时间。此外，该研究发现甲氟蝶呤不仅在 C57BL/6 小鼠皮肤的表皮被吸收，而且在其真皮层也被吸收，比单独暴露于甲氨蝶呤的小鼠皮肤渗透性更强。Fratoddi 等人进一步研究验证了局部应用甲氨蝶呤 – 金纳米粒的抗银屑病疗效。在咪喹莫特诱导的银屑病小鼠模型中，甲氨蝶呤 – 金纳米粒在临床反应和生物指标方面均显示出更优的结果。除金纳米粒外，其他金属纳米粒也有抗银屑病的作用。Crisan 等人制备了携带富含多酚提取物的银纳米粒，并与金纳米粒的治疗效果进行了比较。在促炎巨噬细胞的体外评估和人银屑病斑块的体内评估中，这两种复合物均能减轻相关症状并降低炎性因子水平，且无副作用。其中，较小尺寸的多酚 – 金纳米颗粒具有更好的渗透能力，比多酚 – 银纳米颗粒更有效。

虽然金属纳米粒具有优越的抗炎功效，但也有报道称金属纳米颗粒可能引发皮肤过敏，其释放的金属离子被认为是引起皮肤免疫反应的主要原因。有证据表明，绿色合成的金属纳米粒比化学合成的具有更小的细胞毒性。目前，针对金属纳米粒与皮肤细胞相互作用引起的细胞毒性尚存争议，而绿色合成方法可能会推动金属纳米粒的进一步发展。

二、纳米纤维

与传统的微纤维材料相比，纳米纤维由于其具有较大的比表面积、高孔隙率和良好的机械性能等，在药物输送方面具有极大潜能。与天然细胞外基质类似，纳米纤维相互连接形成支架，具有良好的吸湿性和透气性。特别是纳米纤维通常与被封装的纳米粒协同使用，以促进银屑病的恢复。目前，医用纳米纤维通常由天然或合成的高分子材料合成，抑或是天然与合成材料的结合。天然聚合物具有更好的生物相容性和较低的免疫原性，而合成聚合物具有更大的灵活性和修饰潜力。除高分子材料外，用于生产纳米纤维的合成技术也可影响纳米纤维性能。目前，已有多种方法用于制备纳米纤维，如静电纺丝、自组装、聚合法和模板法等传统技术，以及溶液吹丝、离心喷射纺丝和电流体力学直写等新兴策略。根据不同临床情况，每一种材料和技术都有特定的应用场景与优势。

采用静电纺丝技术和微生物发酵技术制备的静电纺丝纤维和纳米纤维素（典型的是细菌纳米纤维素）是治疗银屑病的两种首选纳米纤维。聚乙烯氧化物和微生物衍生的高纯度天然聚合物多用作制备纺丝的原材料。

1. 静电纺丝

在目前可用于制造纳米纤维的所有策略中，静电纺丝技术是最常用的方法，具有相对简单、用户友好、性价比高的优点。在静电纺丝过程中，通过注射器把黏性聚合物挤压成液滴，同时施加强大的静电力来克服聚合物的凝聚力，并在聚合物和针头内诱导电荷。当电荷斥力超过聚合物的表面张力时，针尖就会产生一股射流，被称为"泰勒锥"，它会形成极薄、细长、表面积非常大的液滴。随着溶剂迅速蒸发，纳米纤维形成，并被吸附到带相反电荷或接地的接收器上。静电纺丝可广泛用于组织工程、生物传感器、过滤、伤口敷料、药物输送和酶固定等方面。在药物传递的情况下，不同的药物或化合物可以在合成过程中被添加到聚合物溶液中，从而融入纳米纤维。与传统方法（如热熔挤压、喷雾干燥）相比，静电纺丝的形成过程可减少能量损失，并且更有利于最大限度地保留药物性能。降解、吸附负载药物的纳米纤维可精确控制药物暴露区域和所需时间内的药物释放速度与释放量。此外，静电纺丝还能使药物在液相中溶解，然后被固体超细纤维支架覆盖形成固体纤维。这种形式对于提高难溶性药物在纳米纤维中的高负载和均匀分布独具优势。

静电纺丝负载药物的有效递送主要依赖于在皮肤上建立药物的高浓度梯度，

并通过依赖皮肤附属器途径的被动扩散使药物透皮吸收。静电纺丝因其在生物相容性、药物稳定性和多药包封方面的优势而备受青睐。Brooker 等人设计了抗炎纤维片，该纤维片由硫化丙烯单体通过纳米乳液聚合工艺而制备，然后电纺成聚乙烯氧化物纤维。这种纳米纤维应用于人类真皮成纤维细胞时表现出了高细胞相容性。针对银屑病，聚甲基乙烯基醚 – 马来酸乙酯纳米纤维是市售的由水杨酸、水杨酸甲酯和辣椒素三种抗银屑病药物组成的递送体系。上述药物负载于聚甲基乙烯醚 – 马来酸乙酯中，包封率可达 100%。水杨酸和辣椒素的包封率相对稳定，水杨酸甲酯的包封率在 15 天后约为 60%。该研究表明，静电纺丝适用于制作银屑病皮肤胶黏剂敷料，可以包封多种化合物。

目前，用于银屑病的静电纺丝纳米纤维主要利用简单的共混法制备，并通过纤维降解引起的简单表面扩散和孔隙介导药物释放。简单共混的静电纺丝在敏感药物的快速变性和负载成分的爆裂释放等方面存在缺陷，需要进行更复杂的改良。为了进一步提升静电纺丝在银屑病中的应用价值，应从聚合物、药物的选择以及制备技术入手进行更多的尝试。例如，利用同轴静电纺丝制备的纳米纤维的核壳结构具有双层屏蔽效应，不稳定的成分可被保护在核心中，从而延缓药物的突然释放，直到壳层降解。特别是银屑病，涉及复杂的皮肤病理改变，如此可实现与银屑病病变相对应的多药加载和顺序药物释放过程。例如，可以设计为角化药嵌入外壳，抗炎药嵌入核心。此外，某些具有挥发性的药物在使用前可能会被快速蒸发而造成损失，这种现象可以通过与其他纳米材料（如水凝胶）联合应用来解决。一方面水凝胶可以辅助给药系统控制药物释放，对银屑病皮损起到保湿作用，另一方面静电纺丝可以提高水凝胶的延展性。

2. 纳米纤维素

纤维素是目前已知的地球上最丰富、最广泛、成本最低的天然多糖聚合物，由通过 β–1,4–葡萄糖苷键连接的葡萄糖单元组成。纳米纤维素是通过化学、物理、生物或三者相结合的手段处理得到的直径小于 100nm，长度可达微米级的纤维聚集体。纳米纤维素材料主要有三种形式：纤维素纳米纤维、纤维素纳米晶体和微生物纳米纤维素。虽然这三种类型的纤维素都是纳米结构的，但在形状、大小和组成方面存在差异。纤维素纳米纤维和纤维素纳米晶体都来源于植物，而微生物纳米纤维素可以来自藻类、真菌和细菌。制造纤维素纳米纤维和纤维素纳米晶体，通常需要利用机械、物理和化学方法或组合方法来分解植物纤维素。与将整装材料分解为纳米再分解成纳米级结构或颗粒的自上而下方法相比，微生物纳米纤维素是使用发酵等方法自下而上合成纳米纤维。与植物纤维素相比，微生物纳米纤维素具有高长宽比，使其每单位质量材料的表面积更大，加之具有亲水性，故微生物纳米纤维素是一种较好的液体装载材料。同时，微生物纳米纤维素的生物相容性使其在生物医学应用方面更具潜力。

在微生物纳米纤维素中，细菌纳米纤维素是由某些革兰阴性非致病性细菌合成的，如根瘤菌、黄球菌、假单胞菌、固氮菌、厌氧菌和产碱杆菌及驹形杆菌。细菌纳米纤维素通常借助静态、摇晃或搅拌发酵的聚合和结晶两步工艺生产。最初，细菌细胞质中的葡萄糖残基聚合成线性葡聚糖链，并分泌到细胞外。随后，葡聚糖链结晶成微纤维，微纤维固结成高度纯净的三维多孔网。近年来，细菌纳米纤维素因其为绿色加工，具有保水能力、热性能和机械耐久性的优点，成为治疗皮肤病的优越生物材料。具体来说，细菌纳米纤维素的湿润环境提供了有效的物理屏障，以防止病原体侵袭；其吸收渗出物的能力，以及透气性和舒适性，特别适合脓疱性银屑病或有渗出倾向的病变。同样，细菌纳米纤维素与细胞基质（如胶原蛋白）的相似性及其明显的保水性使其在临床上更适用于治疗银屑病等皮肤干燥状况。

当作为治疗银屑病的药物递送载体时，微生物纳米纤维素的独特性能可以通过适当的化学修饰被进一步增强。Almeida 等人报道，与不含甘油的细菌纳米纤维素膜相比，加入甘油的细菌纳米纤维素膜具有更好的保湿效果，这种效果对于银屑病和特应性皮炎非常有益。除保湿作用外，天然木质纤维素作为药物载体也能够改善皮肤渗透性能。在负载脂质杂交纤维素纳米纤维系统中，与没有脂质的薄膜相比，脂质杂交纤维素使咪喹莫特诱导的银屑病小鼠表皮上的姜黄素沉积增加了 2 倍以上。同样，Fontes 等人成功开发了一种携带甲氨蝶呤的细菌纳米纤维素 / 羧甲基纤维素生物复合材料，作为银屑病局部治疗的替代方案。除增加了载药量外，因细菌纳米纤维素较商业凝胶有着相对较低的药物扩散率而可使药物长效释放。

细菌纳米纤维素的发展瓶颈是缺乏高效的发酵系统，工业规模生产成本高，以及难以通过标准制造和数字技术控制结构和性能。某些可替代的低成本碳源，如农业废弃物，被视作可以替代细菌纳米纤维素的生长介质，仅为普通生产成本的 30%。然而，替代碳源也存在一些问题，尽管提高了生产率，但结晶度、O_2 和 H_2O 的透射率以及细菌纳米纤维素的聚合程度会受到影响。因此，优化性能、提高产量、降低成本、选择合适的工业加工生产线是未来推动细菌纳米纤维素应用的主要目标。

三、基质纳米载体

1. 胶束

胶束是由两亲性分子（包括表面活性剂、聚合物和共聚物）在水体系中通过疏水效应自组装而形成的，通常以直径小于100nm的球形结构存在。胶束结构包含疏水核和亲水壳，核内携带亲脂药物，壳内携带亲水药物。胶束在皮肤病学中多用作药物载体，主要参与改善难溶性药物的稳定性、溶解度和皮肤渗透性。根据文献报道，表面电子特性的改变可能通过与角质层的螺旋丝、角蛋白原纤维相互作用或诱导角质层脂质流化来影响皮肤渗透性。进一步的皮肤扩散研究表明，就皮肤渗透性而言，两性乳化剂优于非离子表面活性剂，但不如阴离子乳化剂。此外，药物从胶束中释放的模式取决于装载方法和药物位置。例如，经物理包载或位于壳层的药物通过扩散释放，而经化学偶联或位于核层的药物通过胶束降解或表面侵蚀释放。

麦考酚酸、环孢素A和他克莫司是治疗银屑病的常规免疫抑制剂，然而其低水溶性极大地限制了临床应用。Supasena等人通过将麦考酚酸与泊洛沙姆407（P407）偶联，研究了P407-麦考酚酸胶束的抗银屑病活性。P407是一种由两个亲水性聚氧乙烯嵌段之间的疏水性聚氧丙烯组成的两亲性合成三嵌段共聚物。P407-麦考酚酸胶束将聚氧乙烯链暴露在水环境中，从而保护了核心内的共轭麦考酚酸。结果表明，P407-麦考酚酸胶束改进了药物的水溶性和生物活性，可在人血浆中持续释放麦考酚酸并在体外银屑病模型中显示出了更有效的抗增殖活性。为了避免口服环孢素A引起的严重系统性副作用，Lapteva等人试图将其包封在甲氧基聚乙二醇-二己基代聚乳酸胶束中，并开发了单组分水制剂用于银屑病皮肤局部给药。有趣的是，这些纳米级球形胶束将环孢素A的水溶性提高了518倍。通过类似的方式，为了提高他克莫司的皮肤生物利用度，这种疏水性大环内酯与甲氧基聚乙二醇-二己基代聚乳酸二嵌段共聚物形成胶束。与他克莫司软膏相比，胶束形式可使他克莫司的透皮递送得到改善，在皮肤中的沉积明显增加。聚氧乙烯醚Brij-58是一种不影响蛋白质生物活性和构象的惰性表面活性剂，Jin等人将光敏剂酞菁锌与Brij-58的聚乙二醇链偶联。这种纳米材料保持了壳核结构，酞菁锌位于核心，聚乙二醇链位于外壳。经组织病理学证实，在豚鼠银屑病模型中偶联后的胶束具有近乎治愈银屑病的作用。

胶束易受体内环境（如pH、温度或氧化还原反应）的影响，可能导致结构变形，从而使载药释放或诱导耐药。根据这一特性，许多pH触发和热敏胶束已被设计并用于实现靶向药物递送。因此，当需要控制药物释放时，胶束更适合局部给药或与其他高分子材料联合使用。

2. 纳米乳剂

纳米乳剂被称为纳米胶体载体，其液滴大小从 20nm 到 500nm 不等。纳米乳剂是在两种不混溶的液体（通常是水和油）的分散中形成的，它们彼此不溶，并且没有可见的相边界。根据具体应用开发了三种类型的纳米乳剂，即水包油（o/w）乳液、油包水（w/o）乳液和双连续纳米乳剂。用于制备纳米乳剂的方法有高能乳化、低能乳化或两者结合。使用高能乳化方法可以很容易地获得小粒径的纳米乳剂，而不使用热稳性分子。与高能乳化不同，低能乳化是基于组分的理化性质，当不具备高能乳化所需的昂贵或复杂的制造设备时，普遍使用低能乳化。所生产的水包油或油包水纳米乳剂可以被配制成各种剂型，如液体、喷雾剂和面霜，用以运送高度亲水性或疏水性成分。

纳米乳剂中油相的组成通常是根据油的生物相容性和固有活性以及被包裹药物的溶解度来选择的。辛醇 90 和油酸常用于银屑病治疗胶束的制备。表面活性剂和助表面活性剂的选择需要同时考虑表面活性剂的药物溶解度和乳化能力，Tween-80 和角鲨烯是常用的表面活性剂。油相和表面活性剂都能破坏皮肤脂质双层和角质层，从而促进被包裹化合物的皮肤渗透。

油包水纳米乳剂的药物经皮吸收效率是通过提高药物的溶解度和在纳米乳剂与皮肤之间产生更大的浓度梯度来提高的。头皮银屑病是世界医学难题，其传统疗法依赖于长期的局部皮质类固醇治疗。为了避免外用皮质类固醇的副作用，Langasco 等人研制了一种负载丙酸氯倍他索的油包水纳米乳剂。纳米乳化丙酸氯倍他索的构建有助于增强皮质类固醇的吸收和渗透，特别是在角质层和表皮上。丙酸氯倍他索在皮肤上层的积累和保留，符合头皮银屑病治疗的理想优点，且全身副作用较少。对于水包油纳米乳剂，其低表面张力有助于皮肤水化和角质层结构的改变，从而使药物更容易穿透皮肤屏障。例如，Musa 等人开发了循环负载的水包油纳米乳剂，其油相由肉豆蔻和初榨椰子油的混合物组成。由于混合油溶液中脂肪酸含量较高，乳化环孢素不仅增加了药物负荷，还提升了健康志愿者的皮肤水合作用。为了促进亲脂性姜黄素渗透到角质层中，Yousef 等人通过类似的方式以不同比例的油、表面活性剂、黄原胶和水的组合，开发了一系列油包水纳米乳剂体系。优化后的配方提高了姜黄素的角质层溶解度和角质层扩散率，从而增强了透皮输送。与油包水纳米乳剂相比，水包油纳米乳剂的结构稳定性和皮肤渗透能力更好，因此透皮给药的效果更好。此外，一些特别设计的纳米乳剂系统是银屑病患者日常护肤的首选。例如，米糠油含有不可皂化的部分，其中有大量富含抗氧化剂的成分，已被广泛用于化妆品中。Bernardi 等人以米糠油为原料，采用低能乳化法制备了水包油纳米乳剂，将其应用于银屑病和特应性皮炎患者皮肤时，增强了皮肤水合作用并维持了正常的皮肤 pH 值。低黏度的纳米乳剂可能不适于局部应用，但可以通过水凝胶增稠的方法来克服。Algahtani 等人将含有视黄醇棕榈酸酯的纳米乳剂作为二级载体包封到水凝胶体系中，有助于视黄醇棕榈酸酯从纳米乳剂中渗透和释放，从而最大限度地减少刺激性等副作用。

纳米乳剂的配制通常需要高浓度的表面活性剂或助表面活性剂参与，但此类成分在皮肤上大面积使用时多具有系统毒性。此外，当纳米乳剂被稀释时，由于各相的原始比例发生改变，其结构往往被破坏，从而无法维持纳米乳剂的形成。减少表面活性剂和助表面活性剂的使用，或寻找高效且毒性更低的替代品，以及优化技术工艺以保持纳米乳剂液滴的形态完整性和稳定性，对于下一步的研究至关重要。

3. 纳米凝胶

水凝胶是一种交联聚合物，具有可调节的多孔结构，对水有很高的亲和性，但不溶于水。水凝胶具有高吸水性或在保持完整结构的同时能够容纳大量水的特性，这使其成为生物医学应用的理想选择。纳米凝胶不仅解决了溶胀问题，而且显著提高了机械稳定性和给药功能。与普通水凝胶相比，纳米凝胶由于其具有相对较高的药物包封能力和均匀性，且尺寸可调、易于制备、毒性小，而更常被用作药物递送系统。

基于交联结构，源自天然或合成聚合物的纳米凝胶网络主要分为化学交联纳米凝胶和物理交联纳米凝胶两类。化学交联通过共价键形成永久、稳定且具有刚性的聚合物网络，而物理交联则通过非共价键的弱相互作用（如静电作用、氢键、范德华力及疏水作用等）自组装形成，其结构依赖于聚合物链缠结或物理连接，如链段间的物理结合。同样，纳米凝胶的合成方法也可以分为化学和物理两种途径，其中化学途径是纳米凝胶生产中最成熟的技术。化学途径有多种形式，包括乳液聚合、沉淀聚合、光引发聚合、点击化学等。候选材料通常是低分子量单体、聚合物前体和具有特定末端或钟摆反应基团的聚合物。与化学方法相比，物理交联需要温和的反应，主要在水中进行，副作用较小，并且可以通过调节聚合物浓度和参数（如温度和 pH）更灵活地调节纳米凝胶的大小。适用于这种方法的合成材料是具有亲水性框架的分子、一些接枝的疏水部分或可质子化基团，如多糖、胆固醇和明胶。为了实现纳米凝胶制备的高效率、高可控性、低成本和可扩展性的目标，已融入了更多的先进技术，包括微流控和 3D 打印等。

传统的纳米凝胶具有优异的亲水性，但这限制了疏水药物的包封效率。因此，可以通过适当的聚合物工程掺入难溶性药物，制备两亲纳米凝胶。这种方法为不溶性药物的运输开辟了一条新的途径，一方面提高了负载成分的溶解度和稳定性，另一方面增强了亲脂性药物的细胞摄取或渗透。例如，某些临床使用的能够有效治疗银屑病的药物和植物药提取物，如甲氧沙林、甲氨蝶呤、姜黄素和小檗碱，都是疏水分子，无法直接装载到亲水载体中。为解决上述药物经皮渗透的问题，Barradas 等人使用多糖壳聚糖荷载亲脂性甲氧沙林形成的增稠水凝胶可以克服传统纳米乳剂的低黏度。Freag 等人设计了一种水凝胶，由疏水性小檗碱与油酸酯混合的液晶纳米粒储层组成。小檗碱的溶解度修饰使药物积累增加 3 倍，药物渗透增加 10 倍，从而降低银屑病的炎性因子水平。为了改善水溶性差和化学稳定性不足的状况，Sun 团队制备了负载姜黄素的聚乳酸羟基乙酸纳米制剂，并通过咪喹莫特诱导的银屑病小鼠模型进行了疗效测试。所得到的姜黄素 – 聚乳酸羟基乙酸水凝胶在抗银屑病方面优于亲脂性凝胶，具有改善溶解度、持续药物释放和增强药物透皮的作用。在一项动物皮肤渗透研究中，将普通的甲氨蝶呤水凝胶改造成脂质体水凝胶，可以增强甲氨蝶呤向皮肤层的递送，并且甲氨蝶呤可从脂质体缓慢而持续地释放，这样的释放方式可以在长时间内减少药物在表皮层的积累。这一系列结果表明，使用胶状药物载体，如脂质体和纳米颗粒，可以在保持药物疗效的同时控制药物释放和减少全身副作用。为了缓解银屑病治疗中类固醇激素引起的皮肤萎缩和血管舒张，Kumar 等人成功制备了负载皮质类固醇的环糊精纳米海绵，并将其进一步嵌入水凝胶中。该配方被证明将类固醇激素的水溶性增加了 45 倍，除了增强抗银屑病作用外，还可以进行药物控释，并且其仅有可忽略不计的细胞毒性。对于大分子药物，如分子量达 150kDa 的治疗银屑病的生物制剂依那西普，传统胶体载体系统难以通过被动扩散穿透完整角质层。有学者利用掺铒钇铝石榴石（Er：YAG）激光消融术，将依那西普溶解于聚乙烯吡咯烷酮凝胶中，通过调节激光参数实现其向表皮和真皮深层的递送和控释。此方法突破了大分子药物局部递送的物理屏障限制。

虽然纳米凝胶被认为比其他药物递送系统更有优势，但如上所述，用于药物递送的纳米凝胶通常对疏水药物的负载能力较差，不能增强经皮渗透，而且从机械性能和自愈性能的角度看也不是首选。因此，与其他聚合材料，如脂质体、胶束和静电纺丝的组合，将是纳米凝胶发展的方向。此外，虽然纳米凝胶本身的制造过程并不昂贵，但在制备过程结束时去除表面活性剂和溶剂的过程造价高昂，且如果有任何聚合物或表面活性剂残留在体内都可能会导致不良反应。

四、协同物理透皮给药

随着纳米技术的进步，促进药物穿透皮肤屏障的物理途径不断发展，包括无创递送和有创递送。

（一）无创递送

1. 离子导入

离子导入意为"离子药物分子在电流作用下运动"，是一种利用低强度电流（$0.3{\sim}0.5\text{mA/cm}^2$）的非侵入性给药系统。离子导入通过两个电极以预先编程的方式控制输送速率，包含药物系统的电极称为活性电极，再加上返回电极位于活性电极附近的返回电极从而形成完整的回路。影响离子导入效率的因素包括电流密度、pH 值、药物浓度、药物分子大小、电流施加方式（连续或脉冲电流）等。越来越多的实验证据表明，药物通过皮肤附属器和细胞间途径进行离子迁移，主要由两种机制介导：①电势在皮肤上产生离子通量；②皮肤的净电荷在"阳极－阴极"方向上发生的电渗透或对流流动。据报道，离子导入诱导 Ca^{2+} 内流进入皮肤细胞和随后的细胞内信号激活，导致间隙连接蛋白表达减少和紧密连接的聚合肌动蛋白解聚，从而使细胞间连接减弱。

离子导入给药的优点之一是将经皮给药的药物逐渐释放到体循环中，并能够使其在进入循环后维持一定水平。在实际应用中，生物大分子药物，如抗体、蛋白质、多肽和寡核苷酸，通常是通过侵入性静脉注射或皮下注射给药，但已被证实适用于离子导入疗法。Fukuta 等人报道，在咪喹莫特诱导的银屑病大鼠模型中，无创离子导入可以实现抗体或 TNF-α 抑制剂依那西普的经皮递送。通过异硫氰酸荧光素标记，证明抗体是具有高亲水性的大分子，可以通过离子导入成功地将高达 80% 的抗体递送到皮肤组织中。同时，与注射相比，离子导入给药对银屑病表皮增生的改善作用更显著，且避免了侵袭性损伤。为支持上述发现，研究还通过离子导入实现了亲水性大分子药物，如小干扰 RNA（siRNA，分子量 12000 道尔顿）和 CpG 寡核苷酸（分子量 6600 道尔顿）的皮内递送，并证实其可在体内发挥特异性生物学效应。

虽然纳米材料极大提高了局部药物递送的效率，但指甲型银屑病和关节炎型银屑病的治疗仍然是一个未充分解决的问题。有研究证实，在甲真菌病中，与被动制剂相比，离子导入疗法将药物渗透提高了 37 倍。一项回顾性研究表明，每周使用地塞米松离子导入治疗指甲型银屑病至少 3 个月后，81% 的患者指甲症状得到改善。同样，离子导入疗法强大的透皮效应也使其在关节炎型银屑病的治疗中具有广阔的应用前景。此外，随着银屑病生物治疗的巨大进展和更广泛应用，通过离子导入生物大分子药物有助于避免传统注射带来的炎症和损伤等问题。

由于离子导入疗法基本上不会改变皮肤本身的结构，所以主要适用于带电的小分子和一些分子量为几千道尔顿的大分子。因此，大分子的透皮作用在一定程度上受到限制。此外，由于药物的剂量随输送到皮肤的电荷量变化而变化，因此，离子导入疗法的能力受到电池容量的制约。

2. 超声导入

超声导入是一种利用超声能量作为机械增强工具来驱动治疗剂进行全身输送的技术。超声波被定义为声波频率高于 16kHz 的声音，这一频率超出了人类听觉能力的上限。根据所用超声波的频率，可将其分为三类：低频（＜100kHz）、中频（100~700kHz）和高频（＞1 MHz）。超声的生物学效应在机制方面与热效应和空化效应有关。当超声波光束穿过介质时，产生热效应，介质吸收声波能量并转化为热量。局部温度的升高是低频超声的主要作用，且与超声强度和持续时间成比例变化。空化效应是由超声波场中产生的气泡引发的，具体机制如下：当超声波在液体中传播时，会形成压缩区和稀疏区，导致压力交替变化。这种压力变化促使气泡动态生成并振荡，表现为稳定空化或惯性空化。在惯性空化中，液体介质中的微泡在较高声压下快速膨胀并剧烈塌缩，释放出冲击波，从而引起周围组织的结构改变。

皮肤角质层由散布在角蛋白层和角细胞间脂质层中的角质细胞组成。角质细胞是角化死亡的角质形成细胞，角质形成细胞从基底层到颗粒层都存在，并在颗粒层转化为角质层的角质细胞。角质层是皮肤最重要的一层，能够抵御外来分子，提供了实质性的保护作用，相当于构成了药物经皮转运的守门人。在声阻抗中，惯性空化可能发生在角化细胞、脂质区域和毛囊缝隙中，在这些位置冲击波引起结构紊乱，形成扩散通道，触发药物递送。虽然空化会破坏角质层的脂质结构和皮肤渗透性，但位于下面的组织不会受到损害，并且声泳导致的皮肤屏障减少往往是可逆的。由于低频超声比高频超声会引起更强的惯性空化活动，因此发现低频超声在局部给药方面更有效。除惯性空化外，超声引起的皮肤温度升高可能通过影响磷脂双分子层的流动性进一步增强药物的渗透性，从而直接改变膜的渗透性。与热效应相比，空化被认为是声泳中药物传递的主要机制。随着超声参数的变化，全身、局部或程序化的经皮给药都可以通过超声电泳实现。

实际上，超声导入可以和药物同时应用或在给药前短暂应用来实现。Liu 等报道，与简单的被动扩散相比，当应用 $0.8W/cm^2$ 的低频超声联合环孢素 A 时，环孢素 A 在大鼠皮肤中的渗透率增加了 7 倍左右，证实了声泳在局部给药中的效率。Lifshiz 等人提前 3 分钟使用 20kHz 超声，可使抗银屑病 miRNA 穿透银屑病角质层屏障，进入移植皮肤和银屑病激活的人源外周血单核细胞和免疫缺陷小鼠的角质形成细胞。

超声导入术具有安全、无创、短暂、无痛等特性，不仅可以用于输送带电药物，也可以输送不带电药物，且优于离子导入疗法。但其主要缺点是设备价格过高，可能仅限于医院应用。此外，考虑到声泳潜在的热效应和力学生物效应，必须考虑潜在的不良反应。一方面，在惯性空化中，气泡可能迅速而猛烈地破裂，导致高度的局部组织损伤。另一方面，由于热变化，声泳可能不适合热敏感药物。

（二）有创递送

1. 点阵激光消融

激光技术通过直接改变皮肤结构介导经皮给药，能够促进药物经皮渗透和吸收。传统剥离激光在大范围的皮肤表面进行操作，易损伤健康组织，引起红肿和疼痛等副作用，而点阵激光消融可较大程度上避免这些临床问题。

点阵激光消融的工作原理是将激光束的能量分解成无数的微光束。这些微光束能够通过加热皮肤组织至100℃以上，产生数千个狭窄且有一定深度的微通道，从而消融组织。因热改变的组织周围区域称为凝固区。在此过程中，微光束产生的微热伤口形成了微观治疗区，该区域由皮肤中的微通道以及凝固区组成。此外，点阵激光消融的其他邻近组织均不会受到损伤。损伤区域主要高度集中在消融区，通常直径为 $50\sim250\mu m$，为周围存活皮肤的角质形成细胞的快速迁移提供了可能，促进了组织快速修复。因此，与传统激光方法相比，点阵激光消融形成的微伤口通常恢复得更快。单个微通道的深度从 $25\mu m$ 到 $1000\mu m$ 不等，相当于表皮层，甚至真皮层的水平。因此，点阵激光消融的微通道是大分子化合物渗透皮肤的理想途径。此外，周围的凝固区也已被证明能够进一步促进药物的局部吸收。用于给药的激光器包括二氧化碳激光器和 Er∶YAG 激光器。二氧化碳激光器和 Er∶YAG 激光器都是引起光热分解的红外激光器，但穿透深度不同。与二氧化碳激光器相比，Er∶YAG 激光器具有更高的皮肤水分吸收系数，消融组织所需的能量更少，能够将微通道周围的热损伤降至最低。尽管这两种方法都能有效地通过角质层递送治疗药物，但由于二氧化碳激光会产生更深的微通道，因此在局部给药方面优于 Er∶YAG 激光。

目前，激光辅助给药已经在包括银屑病在内的不同疾病的治疗中进行了药效评估。Hiep 等人利用牛蹄膜模拟人指甲的体外模型，通过点阵激光消融破坏指甲屏障，增强甲氨蝶呤的递送，为甲癣的治疗提供了可能。在改进大分子递送方面，Maria Lapteva 等人致力于验证点阵激光消融局部递送 150kDa 人源化抗 CD29 单克隆抗体 OS2966 的可行性。在银屑病中，CD29 整合素异二聚体介导细胞黏附到细胞外基质，导致动态组织重塑，外用人源抗体 OS2966 对银屑病的治疗具有重要意义。有研究基于猪耳外侧全层皮肤体外模型进行研究，发现在特定影响水平下，当激光造成的皮肤微通道逐渐加深时，OS2966 的皮肤沉积和渗透性几乎呈线性增加。此外，使用共聚焦激光扫描显微镜可视化 Alexa 488 标记的 OS2966 证实，当微通道深度超过 120μm 时，OS2966 能够积聚并扩散到真皮深层。因此，点阵激光消融能够递送抗体等大分子，非常有利于中度或重度局限性银屑病的治疗。类似的，Río-Sancho 等人研究了 Er：YAG 点阵激光消融局部皮肤递送依那西普的效率。在皮肤生物分布研究中，应用点阵激光消融可以将治疗量的依那西普输送到表皮和真皮上层，同时具有较低的药物全身暴露量。这些发现与 Laubach 等人报道的点阵激光消融经皮给药的药代动力学结果一致。治疗性化合物局部给药后，药物分子首先沿着垂直微通道扩散，然后在周围残留的角质层中水平扩张并积累，而后药物的扩散发生在更深层次，形成药物浓度梯度。这种长期渗透机制在治疗中度和重度局限性银屑病中具有极高的价值。

在实际应用中，也应考虑影响点阵激光消融辅助经皮给药的因素，包括激光的参数，如孔径和脉冲数，以及点阵激光消融的能量密度和药物的性质。在一项临床前研究中，通过观察激光通量、消融深度、样品浓度以及新型外用配方对药物传递速度和沉积的影响，对点阵激光消融辅助经皮给药进行了定性和定量研究。通过调整激光参数，可以根据具体的临床要求优化给药深度、浓度和扩散速率。同样，通过点阵激光消融的 OS2966 受控递送也与激光参数有关。据 Banzhaf 等人报道，随着激光能量增加、微通道打开时间延长，将会为药物分子的连续透皮渗透提供更优途径。此外，甲氨蝶呤和强的松等亲水或低亲脂性药物的经皮递送与微通道深度密切相关，而利多卡因和咪喹莫特等亲脂性药物与点阵激光消融的微通道深度相关性较弱。

点阵激光消融作为一种物理方式，具有热损伤小、可控性好、给药效果好、患者依从性好等优点。然而，对点阵激光消融辅助给药的大多数评估都是在实验动物上进行的，相关临床证据非常缺乏。特别是，在将其作为一种治疗方法之前，需要对不可或缺的临床因素，如激光参数、药物性质和治疗间隔进行综合评价。在临床中，点阵激光消融可能对轻度至中度银屑病患者有效，但应用于大面积皮损的银屑病患者似乎并不现实。最后，更小、更经济的激光设备的研发可能进一步促进点阵激光消融辅助经皮给药的广泛应用。

2. 微针贴片

微针装置是皮下注射和透皮贴剂的混合体，将数百个微米级的针尖以阵列方式集中在一个小贴片上，以便将足够数量的药物输送到所需的皮肤层。微针以较小的侵入性迅速穿过角质层进入下层皮肤。针对不同治疗目的、具有不同功能的多种类型的微针已面世应用，包括固体微针、涂层微针、可溶性微针、空心微针和水凝胶微针。固体微针通常在药物治疗前使用，主要是为了增加皮肤的通透性。在涂层微针中，药物包覆层位于每个针头的表面，与皮肤直接快速接触。可溶性微针由无毒聚合物制成，可以包裹药物并最终溶解在皮肤中。对于空心微针，针头内部的空腔可以为装载的药物提供空间和保护，并可以通过空心孔被动或主动注射液体药物。水凝胶微针是一种新型的微针，由可膨胀的交联水凝胶组成。与既往其他形式相比，水凝胶微针继承了水凝胶的亲水性，随时可以吸收水分。在透皮给药方面，药物成分可以在制造过程中被直接掺入水凝胶微针中，或者装载到一个单独的储存库中，该储存库则附着在水凝胶微针的顶部。微针与水凝胶的结合旨在克服传统水凝胶微针的局限性，从而提供更高的载药量，实现可调节的药物释放速度，并改善生物相容性和生物降解性。

尽管微针有大量针头，但通常被认为是非侵入性和无痛的。因为疼痛感受器在皮肤的真皮层深处，而微针微米级的大小意味着其不会深入真皮层，无法与疼痛感受器相互作用或触发。

不同于大多数注射剂，微针贴片是为了自我给药而设计的，可以在医生指导下自行操作，从而提高了患者的依从性，并且可以一次性使用，以避免药物交叉污染。

可溶性微针的可操作性更好，因此可作为首选。例如，Du 等人研制了一种水溶性、生物相容性、生物降解性和力学性能优异的透明质酸微针贴片。与相同剂量的口服甲氨蝶呤相比，负载甲氨蝶呤的微针在缓解银屑病样皮肤炎症方面表现出优越的疗效。此外，微针已经发展成为一种可以同时给予多种药物的方法。例如，由于糖皮质激素抵抗导致的局部或全身治疗反应不佳，Wan 等人制造了一种含有糖皮质激素增敏剂的溶解微针贴片。基于 NLRP3 参与糖皮质激素耐药性增加的机制，利用 CRISPR-Cas9 基因编辑技术在皮下角质形成细胞和免疫细胞内直接特异性破坏 NLRP3，设计了可溶性微针贴片，使基于 CRISPR-Cas9 的 NLRP3 拮抗剂与糖皮质激素的组合能够经皮共递送。在咪喹莫特诱导的银屑病小鼠模型中，持续 1 周使用微针使银屑病严重程度改善约 70%。同样，银屑病关节炎是一种与皮肤银屑病一起发生的炎症性关节炎，利用微针系统经皮共给药可以同时缓解关节炎和银屑病皮肤症状。在 Yu 等人设计的层状溶解微针中，局部治疗性免疫抑制剂他克莫司被装载在层间，然后在皮肤内运输约 100μm。同时，广泛使用的关节炎药物双氯芬酸钠可以反向加载到这种微针的尖端层，并将其输送到 300μm 的关节腔中。

然而，考虑到针头的微型尺寸，微针头的尖端可能会破裂，如果破裂后在皮肤内滞留可能会继发一些问题，且用于敏感皮肤可能引起皮肤过敏，因此限制了微针的应用。为了解决这些问题，开发基于可溶性聚合物的微针将是未来发展的方向之一。

五、总结与展望

迄今为止，局部治疗、全身治疗和光疗仍然是银屑病临床治疗的主要方法。尽管生物制剂的出现大大改善了中度至重度银屑病的临床结果，但仍有相当大的医疗需求未得到满足。因此，随着纳米技术的发展，各种纳米结构被设计出来并作为抗银屑病的辅助策略。关于纳米颗粒、纳米纤维、基质纳米载体及局部物理透皮给药应用于银屑病治疗的部分研究见表 3-1-1 至表 3-1-3。

为了在皮损局部发挥更直接、有效和快速的抗银屑病作用，结合纳米技术进行银屑病的局部给药已被证实具有多方面优势。第一，纳米技术的融合显著提高了经皮给药效率，特别是对于以角质层高度堆积为特征的银屑病，增加了更深皮肤层的药物可及性，从而通过全身应用最小化了不良反应。第二，纳米结构的参与扩大了具有不同特征的分子的包封能力和功效，无论是亲水分子还是疏水分子。第三，适当选择纳米材料能够保护药用活性成分，从而提高不稳定分子的稳定性。第四，据报道，纳米结构作为外用药物载体在控制药物释放（如胶束）、增强药物的生物黏附、增强抗炎作用以及改善皮肤水合作用等方面能够提供更智能的帮助。第五，用于医疗的纳米材料通常具有高度的生物相容性，因此将纳米物质用于局部已被证明是安全的，在固体脂质纳米粒和纳米凝胶等纳米载体中观察到的皮肤刺激、过敏或损伤风险甚至更小。此外，一些纳米载体的生产已可扩展到工业应用，具有相对简单、廉价和环保的制造过程。

随着纳米材料多样性和可用性的增加，选择最合适的纳米结构治疗银屑病在某种程度上已成为一个难题。在全面了解和分析各种纳米载体用于实验性银屑病局部给药的益处和局限性的基础上，目前，有科研人员试图将不同的纳米材料结合在一起以获得更好的治疗效果。因此，根据负载药物的理化性质和银屑病患者的自身条件，两种以上纳米技术的组合已成为纳米材料在银屑病局部药物递送系统中面向临床转化的主要策略。同时，目前评价纳米技术辅助给药效果的研究多基于咪喹莫特诱导的银屑病小鼠模型或正常人皮肤，不能完全代表银屑病皮肤的病理改变。因此，在纳米技术应用于临床治疗之前，需要在研发更接近人银屑病的实验模型（如 3D 银屑病皮肤模型）方面做出更大努力。

表 3-1-1　纳米颗粒在银屑病治疗中的应用

分类	主要成分	负载药物	尺寸（nm）	zeta点位（mV）	包封率（%）	药物释放（%）	透皮性能	稳定性（周）	研究对象	透皮递送机制
脂质纳米粒 脂质体	磷脂、胆固醇	蒽林	116~199	N/A	≥97.2	26.3±0.6	通过角质层上层渗透	N/A	银屑病患者	（1）提高角质层的水合度 （2）通过改变表皮结构，融合与角质层破坏其脂质排列 （3）通过扩散和毛细现象渗入细胞间隙
		辣椒素	368.5±43	N/A	70.98±2.36	24小时：38.80±2.57	24小时：<17%的渗透液进入角质层	N/A	去毛大鼠皮肤	
		环孢素	111±1.62	41.12±3.56	93±2.12	120小时：43.86±4.85	N/A	4（4℃/室温）	咪喹莫特诱导大鼠模型	
		姜黄素	94~100	−22.0	97	96小时：>80	渗入真皮层	1	咪喹莫特诱导大鼠模型	
		辣椒素、siRNA	163±9	N/A	92	N/A	渗入真皮深层	N/A	咪喹莫特诱导模型	
		全反式维甲酸、倍他松	70	N/A	>98	4小时：100	24小时：1%~5%全反式维甲酸，8%倍他松渗入人真皮层	N/A	HaCaT细胞，咪喹莫特诱导小鼠模型	

分类	主要成分	负载药物	尺寸（nm）	zeta点位（mV）	包封率（%）	药物释放（%）	透皮性能	稳定性（周）	研究对象	透皮递送机制
固体脂质纳米粒	固体脂质	甲氨蝶呤、依那西普	356±2	-27±4	88±2	52±4	8小时：75~80%，渗入真皮层	8（室温）	银屑病患者离体皮肤	（1）与膜融合 （2）脂质流动性 （3）闭塞效应 （4）利用皮肤转运途径，包括跨细胞途径、细胞间途径和附属器途径
		甲氧沙林	130.5±1.2	-35.6±1.4	99.6±0.6	N/A	渗入真皮层，但主要在角质层	4（室温）	成纤维细胞	
		环孢素A	296.6±49.5	-40.0±5.9	N/A	<70	过度增生皮肤的低渗透性	N/A	裸鼠	
			470.0±4.6	N/A	92	21	渗入真皮层	N/A	RAW264.7鼠巨噬细胞系	
		倍他米松、卡泊三醇	188±16	N/A	85.10±2.02（倍他米松），97.87±0.08（卡泊三醇）	48小时：45~56（倍他米松），25~31（卡泊三醇）	4小时：通过皮肤附属器途径和细胞间途径渗入真皮层	12（室温）	HaCaT细胞、小鼠尾皮肤模型	
		环孢素A、钙泊三醇	90	N/A	70.93±4.64	24小时：<50（环孢素A），<80（钙泊三醇）	未检测到	N/A	HaCaT细胞、咪喹莫特诱导小鼠模型	

分类	主要成分	负载药物	尺寸(nm)/zeta点位(mV)	包封率(%)	药物释放(%)	透皮性能	稳定性(周)	研究对象	透皮递送机制
脂质纳米粒 纳米结构脂质载体	固体脂质和液体脂质	甲氨蝶呤	221±14 / -33.6±1.2	62.72±0.94	N/A	24小时:(24.7±2.3)% 通过真皮层渗透	16(室温)	白化大鼠	(1)固体脂质的闭塞效应 (2)液体脂质增加皮肤水合作用
		甲氧沙林	292±9 / -37±3	64±4	2小时:70 8小时:100	8小时:(5.8±0.2)% 透过角质层	4(室温)	猪耳皮肤	
			172.7±1.2 / -42.3±2.0	N/A	<80	过度增生皮肤低渗透性	N/A	裸鼠	
		曲安奈德	79.5 / -23.5	92.31±3.29	N/A	N/A	N/A	小鼠尾皮肤模型	
		岩藻黄质	416.3±4.2 / 23.33±1.36	95.13±0.76	N/A	N/A	N/A	HaCaT细胞	
		百里酚	107.7±3.8 / -11.6±2.9	89.1±4.2	48小时:>70	24小时:通过真皮层渗透	11	BALB/c小鼠	

分类	主要成分	负载药物	尺寸（nm）	zeta点位（mV）	包封率（%）	药物释放（%）	透皮性能	稳定性（周）	研究对象	透皮递送机制
纳米结构脂质载体	固体脂质和液体脂质	阿维A酸	223±8.92	−26.4±0.86	63.0±1.54	30小时：80.22±3.40	N/A	N/A	银屑病患者	（1）固体脂质的闭塞效应（2）液体脂质增加皮肤水合作用
		环孢素A、钙泊三醇	70.64±5.28	N/A	79.05±2.21	24小时：>80	未检测到	N/A	HaCaT细胞、咪喹莫特诱导小鼠模型	
液晶纳米粒	脂质表面活性剂、水	油酸、小檗碱	137±3.7	−38±5.85	90±1	1小时：60	4小时：通过表皮层上层渗透 24小时：渗入表皮层	N/A	咪喹莫特诱导小鼠模型	（1）促进皮肤水合（2）使药物具有持续释放特性
		他克莫司	204.3±1.78	N/A	99.3±0.33	N/A	N/A	N/A	咪喹莫特诱导小鼠模型	
传递体	磷脂边缘活化剂、乙醇（<10%）	甲氨蝶呤	>100	−11.7±1.2	37.4±1.1	N/A	渗入表皮层	13（4℃）	大鼠皮肤	（1）膜极易变形，可轻易穿过皮肤毛孔（2）与极性头基相互作用，提高角质层的流动性
		白藜芦醇	83~116	−9~−13	≥70	N/A	未观察到	N/A	HaCat细胞	
		二丙酸倍他米松	242.8±1.2	−15.0±1.0	90.2±0.48	0.75小时：2.37~9.50	N/A	24（4℃／室温）	银屑病患者	

分类	主要成分	负载药物	尺寸（nm）	zeta点位（mV）	包封率（%）	药物释放（%）	透皮性能	稳定性（周）	研究对象	透皮递送机制
脂质醇质体纳米粒	磷脂（0.5%~10%）、乙醇（20%~45%）	补骨脂素	120.77±22.43	N/A	85.62±0.76	N/A	通过真皮层渗透	N/A	大鼠、人胚胎皮肤成纤维细胞	
		姜黄素、甘草次酸	168.9±15.6	N/A	6.65±0.73（姜黄素），1.62±0.23（甘草次酸）	N/A	通过真皮层渗透	N/A	BALB/c雄性小鼠	
		5-氨基乙酰丙酸	163.5±0.9	-53.5±0.9	8.57±2.2	N/A	通过真皮层与表皮层交界处渗透	5（4℃）	裸鼠	醇质体的柔韧性和可变形性有助于药物通过角质层靶向皮肤深层并移动
		姜黄素	<200	<-30	<90	24小时：>80	8小时：渗入真皮层	2（4℃）	咪喹莫特诱导小鼠模型	
		蒽林	201.5±6.9	N/A	85.0±0.6	18.3±0.1	角质层高渗透性	N/A	银屑病患者	
		甲氨蝶呤、水杨酸	376.04±3.47	-20	91.77±0.02	26.13±1.61	8小时：角质层渗透率为（5.87±0.01）%	N/A	咪喹莫特诱导小鼠模型	
		芒果苷	<140	-38~40	62~78	N/A	渗入角质层	12（4℃）	成纤维细胞、TPA小鼠模型	

分类	主要成分	负载药物	尺寸(nm)	zeta电位(mV)	包封率(%)	药物释放(%)	透皮性能	稳定性(周)	研究对象	透皮递送机制
脂质纳米粒 非离子表面活性剂囊泡	非离子表面活性剂、胆固醇	甲氨蝶呤、烟酰胺	181.27±1.44	−24.53±1.37	71.05±0.8	N/A	渗入真皮层，主要在角质层	N/A	BALB/c小鼠	(1)含胆固醇的非离子表面活性剂形成的双层膜具有很强的渗透性 (2)化学稳定性高
		甘草酸铵	198.7±5.7	−28.2±1.1	10.01±1.2	N/A	25小时:<25% 通过角质层渗透	12(4℃)	健康志愿者、CD-1小鼠	
		双醋瑞因	477.8±18	N/A	83.02±4.9	7小时:<60	主要在表皮层，渗入角活真皮层	8(4℃)	白化大鼠	
		阿维A酸	369.73±45.45	−36.33±1.80	90.32±3.80	N/A	渗入真皮层，主要在有活力的表皮层或真皮层中	12(4℃)	HaCaT细胞、小鼠尾皮肤模型	
		雷公藤红素	147.4±5.6	−48.9±1.1	N/A	N/A	N/A	N/A	咪喹莫特诱导小鼠模型	

分类	主要成分	负载药物	尺寸（nm）	zeta 点位（mV）	包封率（%）	药物释放（%）	透皮性能	稳定性（周）	研究对象	透皮递送机制
聚合物纳米颗粒	天然或合成聚合物	姜黄素	30.2±7.97	16.7±1.45	78.45±8.16	72 小时：49	24 小时：渗入角质层；48 小时：在表皮层和真皮层中形成均匀的药物渗透	N/A	咪喹莫特诱导小鼠模型	（1）增加了界面积，有利于增强彼此间相互作用 （2）通过改变聚合物成分来控制药物的释放
		司潘肽（SP）、酮洛芬（KP）	183	5.34	92.81±2.17（SP），81.27±2.26（KP）	24 小时：20（SP），59（KP）	渗入真皮层	12（4℃）	银屑病斑块模型	
		表没食子儿茶素没食子酸酯	80~225	N/A	65	6 小时：50；24 小时：100	N/A	N/A	咪喹莫特诱导小鼠模型	
金属纳米颗粒	金或银	甲氨蝶呤	4±1	−32±1	70~80	24 小时：95	渗入真皮层	N/A	角质形成细胞	（1）通过内吞等主动机制或扩散等机制被细胞吸收 （2）诱导细胞凋亡，激活细胞因子并产生抗炎作用
		欧洲黑接骨木果实提取物	20~80	−20.9	N/A	N/A	N/A	4	HaCaT 细胞、人银屑病皮损	

注：N/A：原文未提供。

表 3-1-2 纳米纤维及基质纳米载体在银屑病治疗中的应用

分类	主要成分	负载药物	尺寸（nm）	包封率（%）	药物释放（%）	透皮性能	稳定性	研究对象	透皮递送机制
纳米纤维	静电纺丝 高分子聚合物	聚硫化丙烯	191±39	N/A	N/A	N/A	N/A	人真皮成纤维细胞、RAW264.7巨噬细胞	通过皮肤附属器的被动扩散途径在皮肤上建立药物浓度梯度
		水杨酸、水杨酸甲酯、辣椒素	875±49	100	N/A	N/A	稳定期为15天，水杨酸甲酯除外	HEK293-VR1细胞、健康志愿者	
	纳米纤维素 细菌纤维	姜黄素	500	56.5±9.7	N/A	通过真皮层渗透，主要在表皮层	12个月（4℃）	咪喹莫特诱导小鼠模型	薄膜的闭塞效应；薄膜的皮肤水合作用；通过增加两侧的药物浓度梯度，使药物通过闰尾被动扩散

分类		主要成分	负载药物	尺寸（nm）	包封率（%）	药物释放（%）	透皮性能	稳定性	研究对象	透皮递送机制
基质纳米载体	胶束	表面活性剂，大分子聚合物	他克莫司	52.9	88.14±0.20	1.5	渗入真皮上层	7个月（4℃）	人皮肤	优先沉积在皮肤皱纹处及角质细胞簇之间渗透性更强的区域，从而增加药物输送量
			水飞蓟素	18.3±2.1	75.8±5.8	4小时：21.8	48小时：（80.35±3.37）%，透过银屑病皮肤全层	>3个月（室温）	咪喹莫特诱导小鼠模型	
			霉酚酸	20.75~25.08	N/A	24小时：60 48小时：74	N/A	1天（室温）	HaCaT细胞（TNF-α诱导）	
			酞菁锌	25	N/A	N/A	N/A	1天	银屑病豚鼠模型	

分类	主要成分	负载药物	尺寸(nm)	包封率(%)	药物释放(%)	透皮性能	稳定性	研究对象	透皮递送机制
基质纳米载体									
纳米乳剂	油相、表面活性剂、助表面活性剂	钙泊三醇	170.8	89.2	36小时:95.0±4.0	N/A	>2个月(室温)	咪喹莫特诱导小鼠模型	(1)增加角质层的可溶性和扩散性 (2)萃取脂质,增强其在皮脂中的渗透性 (3)通过皮肤细胞毛孔的亲水通道和毛同渗透角化的银屑孔渗透角化病皮肤
		吡格列酮	182±11.36	N/A	34小时:73.6	通过角质层渗透	>60天(室温)	AA小鼠模型、TPA小鼠模型、健康志愿者	
		环孢素	159.9	N/A	3小时:81.49	N/A	>3个月(4℃/室温)	健康志愿者	
		米糠油	69±17	N/A	N/A	N/A	>90天	银屑病患者、健康志愿者	
		丙酸氯倍他索、钙泊三醇	35.45±2.68	N/A	36小时:100	未检测到	N/A	SD大鼠、HaCaT细胞、咪喹莫特诱导小鼠模型	
		姜黄素、胸腺醌、白藜芦醇	76.20±1.67	N/A	N/A	通过真皮层渗透,主要在表皮层	N/A	A-431细胞、咪喹莫特诱导小鼠模型	
		丙酸氯倍他索	240.5±9.2	89.8±7.11	24小时:66.83±2.05	N/A	6个月(4℃)	紫外线B诱导大鼠皮炎模型	
		他克莫司	93.37±2.58	N/A	24小时:80	渗入角质层和有活力的表皮层或真皮层	N/A	A-431细胞、咪喹莫特诱导小鼠模型	

分类	主要成分	负载药物	尺寸（nm）	包封率（%）	药物释放（%）	透皮性能	稳定性	研究对象	透皮递送机制
基质纳米载体		环孢素	361	N/A	24 小时：46.85	24 小时：渗透率 46.85%	N/A	TPA 小鼠模型	具有两亲性，提高了药物溶解度，增强了亲脂性药物的细胞摄取
		吉西他滨	200	48	12 小时：59	穿透角质层	N/A	银屑病小鼠模型、人类皮肤	
		他克莫司	170~1000	68	12 小时：31	穿透角质层			
		甲氨蝶呤	250~500	72	12 小时：41	到达真皮外层			
		姜黄素	N/A	N/A	72 小时：30	N/A	N/A	咪喹莫特诱导小鼠模型	
纳米凝胶	高分子纤维素、高分子聚合物	甲氨蝶呤	196±14	56.59±5.7	5 天：92	渗入真皮层	N/A	咪喹莫特诱导小鼠模型、HaCaT 细胞、猪耳皮肤	
		氯倍他索	132±14	89.4±3	72 小时：58	穿透真皮层	<3 个月（4℃）	咪喹莫特诱导小鼠模型	
		阿维 A 酸（ACT）、芦荟大黄素（AE）	138~238	<94（ACT）、<89（AE）	24 小时：60（ACT）、68（AE）；96 小时：96（ACT）、98（AE）	主要渗入真皮皮层	<3 个月（4℃）	小鼠尾皮肤模型	
		依那西普	155.16±22.14	N/A	48 小时：19.7~34.9	N/A	>2 周	角质形成细胞、成纤维细胞	

注：N/A：原文未提供。

表 3-1-3　局部物理透皮给药在银屑病治疗中的应用

分类		负载药物	药物质量	作用时间	透皮性能	研究对象	透皮递送机制	优势	局限
无创递送	离子导入	依那西普	1mg/2.25cm²	1小时	渗透率80%，通过表皮和真皮渗透	咪喹莫特诱导大鼠模型	诱导 Ca^{2+} 介导的细胞内信号激活，导致细胞间连接接裂解	以皮肤作为药物储库，具有缓释和维持药物浓度的功能	（1）可能发生烧伤 （2）不能用于高分子量化合物的输送
		甲氨蝶呤	45~60mg	15分钟	N/A	银屑病患者			
		地塞米松	8mg	20分钟	N/A	指甲银屑病患者			
		氢化可的松	0.5mg	4小时	真皮层渗透性高	人银屑病皮肤			
		NF-κB 诱饵寡脱氧核苷酸	10μg/cm²	1小时	通过角质层向表皮底层渗透	咪喹莫特诱导大鼠模型			
	超声导入	Q淀粉/miR-197复合物	1.5~2.7nmol	超声3分钟，作用24小时	通过角质层向表皮底层渗透	银屑病小鼠模型	角质层的屏障作用可能会降低；空化作用导致皮肤表面出现小孔，并使角质层内的脂质双分子层发生紊乱	（1）增加局部给药 （2）控制透皮给药的效率 （3）对皮肤屏障的破坏是可逆的	（1）给药不均匀 （2）对皮肤的穿透力因人而异 （3）银屑病辐射形式的超声探讨有待探讨

分类	负载药物	药物质量	作用时间	透皮性能	研究对象	透皮递送机制	优势	局限
点阵激光消融	OS2966	0.5mg	50~225微秒	扩散至真皮与上皮交界处	N/A	微激光束产生的微热伤口会在皮肤上形成微通道	(1)减少热损伤 (2)可控和有效地输送治疗剂 (3)患者依从性好	(1)不适用于大范围斑块的患者 (2)经表皮失水明显增加
	依那西普	N/A	50~225微秒	扩散到真皮层	N/A			
	甲氨蝶呤	0.2mg	175微秒	渗透性随激光设置而变化	N/A			
	甲氨蝶呤微乳剂	0.5mg	N/A	N/A	银屑病患者			
有创递送 微针贴片	Cas9核糖核蛋白、地塞米松	N/A	90秒	扩散到真皮层	咪喹莫特诱导小鼠模型	直接在角质层形成微孔	(1)疼痛和组织损伤小 (2)生产简单 (3)材料可降解	(1)可能对皮肤造成轻微损伤 (2)机械性能受负载药物影响 (3)还需要进一步研究调节药物释放率的改性剂
	西罗莫司	N/A	20分钟	扩散到真皮层	N/A			
	钙泊三醇	N/A	N/A	通过真皮层渗透	咪喹莫特诱导小鼠模型			
	季戊四醇四(3,5-二叔丁基-4-羟基氢化肉桂酸酯)	N/A	1分钟	仅限于角质层	N/A			
	环孢素 A	1mg/cm^2	10秒	真皮定向输送	N/A			

分类		负载药物	药物质量	作用时间	透皮性能	研究对象	透皮递送机制	优势	局限
有创递送	微针贴片	他克莫司（TAC）、双氯芬酸（DIC）	TAC:（31.52± 1.78）μg/片 DIC:（330.79± 9.66）μg/片	5分钟	渗入真皮层并渗入关节腔	咪喹莫特诱导小鼠模型、关节炎大鼠模型	直接在角质层形成微孔	（1）疼痛和组织损伤小 （2）生产简单 （3）材料可降解	（1）可能对皮肤造成轻微损伤 （2）机械性能受负载药物影响 （3）还需进一步研究调节微针药物释放率的改性剂
		小干扰RNA	75μg/片	5分钟	渗入表皮层	N/A			
		枸橼酸托法替尼	9mg/片	1~3分钟	药物在真皮层的扩散高于表皮层	N/A			
		甲氨蝶呤纳米晶体	2.48mg/片	30秒	通过真皮层渗透	N/A			
		甲氨蝶呤	（65.3± 2.9）μg/片	3分钟	通过皮层与表皮层交界处渗透	HaCaT细胞、咪喹莫特诱导小鼠模型			

注：N/A：原文未提供。

参考文献

[1] Kang NW, Kim MH, Sohn SY, et al. Curcumin-loaded lipid-hybridized cellulose nanofiber film ameliorates imiquimod-induced psoriasis-like dermatitis in mice [J]. Biomaterials, 2018 (182): 245-258.

[2] Mao KL, Fan ZL, Yuan JD, et al. Skin-penetrating polymeric nanoparticles incorporated in silk fibroin hydrogel for topical delivery of curcumin to improve its therapeutic effect on psoriasis mouse model [J]. Colloids Surf B Biointerfaces, 2017 (160): 704-714.

[3] Barradas TN, Senna JP, Cardoso SA, et al. Formulation characterization and in vitro drug release of hydrogel-thickened nanoemulsions for topical delivery of 8-methoxypsoralen [J]. Mater Sci Eng C Mater Biol Appl, 2018 (92): 245-253.

[4] Lin Z, Xi L, Chen S, et al. Uptake and trafficking of different sized PLGA nanoparticles by dendritic cells in imiquimod-induced psoriasis-like mice model [J]. Acta Pharm Sin B, 2021, 11 (4): 1047-1055.

[5] Lin ZC, Hwang TL, Huang TH, et al. Monovalent antibody-conjugated lipid-polymer nanohybrids for active targeting to desmoglein 3 of keratinocytes to attenuate psoriasiform inflammation [J]. Theranostics, 2021, 11 (10): 4567-4584.

[6] Shah P, Desai P, Patel A, et al. Skin permeating nanogel for the cutaneous co-delivery of two anti-inflammatory drugs [J]. Biomaterials, 2012, 33 (5): 1607-1617.

[7] Walunj M, Doppalapudi S, Bulbake U, et al. Preparation, characterization, and in vivo evaluation of cyclosporine cationic liposomes for the treatment of psoriasis [J]. J Liposome Res, 2020, 30 (1): 68-79.

[8] Yu F, Zhang Y, Yang C, et al. Enhanced transdermal efficiency of curcumin-loaded peptide-modified liposomes for highly effective antipsoriatic therapy [J]. Journal of materials chemistry B, 2021, 9 (24): 4846-4856.

[9] Sanaa El-Gizaway MF, Basma Mourad, Fatma El-Zahraa Abd Elnaby. Betamethasone dipropionate gel for treatment of localized plaque psoriasis [J]. Interational Journal of Pharmacy and Pharmaceutical Sciences, 2017, 9 (8): 173-182.

[10] Brooker C, d'Arcy R, Mele E, et al. Designing responsive dressings for inflammatory skin disorders; encapsulating antioxidant nanoparticles into biocompatible

electrospun fibres [J]. Soft Matter, 2021, 17(14): 3775-3783.

[11] Pham QD, Björklund S, Engblom J, et al. Chemical penetration enhancers in stratum corneum – Relation between molecular effects and barrier function [J]. J Control Release, 2016(232): 175-187.

[12] Fukuta T, Oshima Y, Michiue K, et al. Non-invasive delivery of biological macromolecular drugs into the skin by iontophoresis and its application to psoriasis treatment [J]. J Control Release, 2020(323): 323-332.

[13] Wan T, Pan Q, Ping Y. Microneedle-assisted genome editing: A transdermal strategy of targeting NLRP3 by CRISPR-Cas9 for synergistic therapy of inflammatory skin disorders [J]. Sci Adv, 2021, 7(11).

第二节　植物药电纺纳米纤维用于促进皮肤伤口愈合

皮肤是人体的第一道物理屏障，具有多种重要功能，包括防止外部病原体侵入、传递体感信号、调节体温和水分等。由于直接与外界环境接触，因此皮肤极易受伤，严重者会出现细菌感染，甚至可危及生命。为了促进伤口的自然愈合过程，一般需要伤口敷料为皮肤损伤的愈合提供有利的环境条件。传统的伤口护理方法主要是使用药膏、纱布和药棉，但由于透气性差、停留时间短、药量不可控以及易引发感染等问题，伤口敷料已不仅仅局限于局部覆盖的作用。目前，伤口护理技术正在向纳米技术工程方面大力拓展，其应用已取得了卓越的成果。在各种纳米材料中，电纺丝制备的纳米纤维因其优越的物理和机械性能，已被视作最佳敷料材料。尤其是孔隙率高、直径小和表面积大的特点，赋予了电纺纳米纤维透气性良好和有效控制药物释放等核心竞争力。此外，电纺纳米纤维成本相对较低，易于制造，适合大规模生产。

与现代药物类似，植物药作为医疗手段已被开发和利用了数百年。皮肤科所用制剂中的植物成分因其不良反应少、资源和生物活性成分多样化等特点而大受欢迎。尽管植物疗法越来越具有吸引力，但其外用制剂古老的生产工艺阻碍了植物疗法的发展和普及。在这种情况下，多项研究尝试通过电纺技术配制植物伤口敷料。通过这种方法，植物敷料在透气性、保湿性、渗出吸收、控制药物释放以及减少感染等方面都显示出了较大优势。

因此，本节内容旨在介绍应用植物药电纺纳米纤维的基础研究进展，重点关注伤口愈合过程中采用的先进方法和解决的医学问题。此外，为了促进含植物成分电纺纳米纤维的临床应用，在此提出了优化方案。伤口愈合过程及静电纺丝应用形式见图 3-2-1。

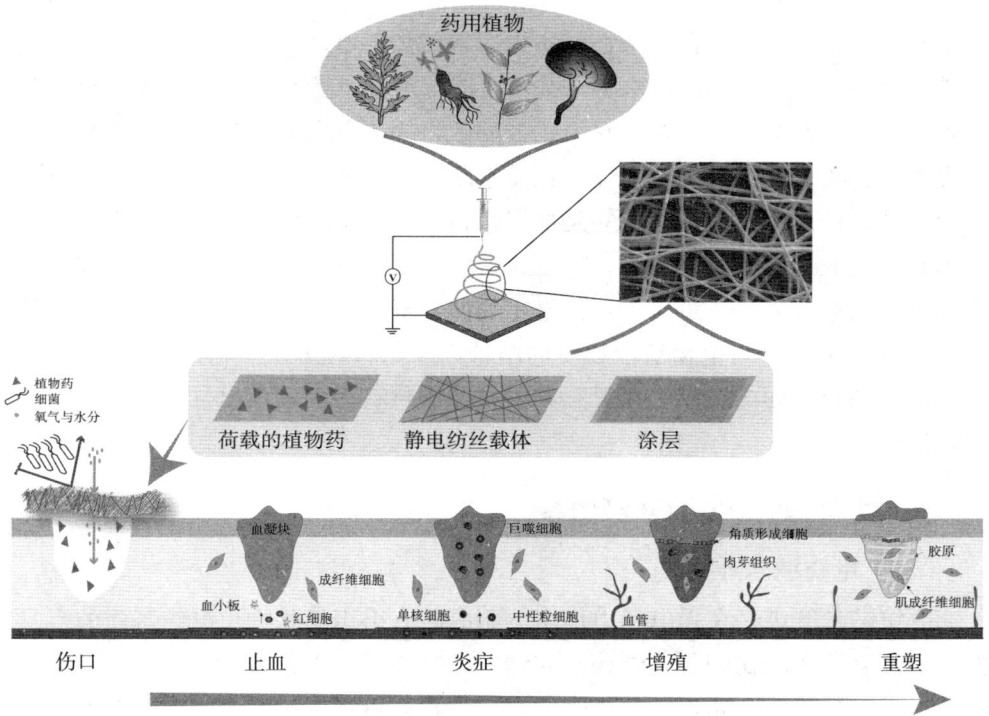

图 3-2-1 伤口愈合过程及静电纺丝应用形式示意图

一、伤口愈合过程

伤口愈合是一个涉及细胞、体液和分子机制等因素的动态且高度调节的过程，包括止血、炎症、增殖和重塑四个阶段。一般情况下，伤口产生后其周围的血管立即发生反应性收缩，血小板因胶原蛋白暴露而聚集，从而使受伤部位形成血凝块和细胞外基质。局部坏死和血管活性物质的释放往往会引起急性炎症反应，表现为充血、渗出和白细胞浸润。在这一阶段，受伤的细胞和病原体一般会被免疫细胞通过吞噬和活性氧诱导从伤口区域清除。与此同时，促炎 M1 和抑炎 M2 巨噬细胞开始活化，前者逐渐转化为后者，推动伤口愈合从炎症阶段进入增殖阶段。在增殖阶段，成纤维细胞迁移、增殖并分泌大量胶原蛋白和细胞外基质，从而形成肉芽组织。当肉芽组织持续生长时，皮肤重塑随之触发，其特征是出现胶原纤维排列紊乱的瘢痕组织和过度的真皮纤维化。因此，复杂的伤口愈合过程需要一个合适的微环境，以修复受损组织，促进皮肤功能和结构的全面恢复。

二、常用伤口敷料

随着人们对伤口愈合复杂性的认识，创伤敷料已从传统的纱布、绷带和棉絮等被动式敷料，发展到薄膜、泡沫和水凝胶等交互式敷料，再到由生物材料制成的现代生物活性敷料。最初，封闭式被动敷料用于覆盖伤口和吸收渗出物。伤口渗出物的吸收往往会导致敷料黏附在受损部位而造成二次伤害，因此这种敷料几乎起不到保护作用。交互式敷料是根据敷料与伤口之间的相互作用而设计的，具有半封闭性或封闭性。实际上，交互式敷料除了通过加强渗出物的吸收和气体交换促进伤口愈合外，还可作为抵御微生物的物理屏障。至于生物活性敷料，其生产涉及高分子材料与生物活性物质的结合以及高科技方法。与前两种敷料相比，生物活性敷料（如电纺膜）在保湿和输送药用材料方面表现出优势，有利于加速愈合过程。

三、植物药电纺纳米纤维

（一）电纺纳米纤维

电纺纳米纤维是在强电场力作用下制成的有组织丝状物。电纺基质的自身特性，如高表面体积比和多孔结构，使纳米纤维垫适用于伤口愈合。此外，通过调节纳米纤维的排列，还可实现药物的控释并具有卓越的机械性能，从而有助于适应肢体活动。关于电纺丝材料，可根据受损皮肤的具体要求选择不同的聚合物。例如，聚乳酸 – 羟基乙酸共聚物、聚己内酯和丝素蛋白作为支架具有良好的机械性能，透明质酸、壳聚糖和聚氧化乙烯等材料是具有抗菌作用的聚合物，海藻酸、聚乙烯醇和明胶等吸水性聚合物可清除伤口渗出物，保持伤口湿润。此外，聚合物形成的电纺纳米纤维具有良好的生物相容性和生物降解性，可有效减少生物异质性。总之，电纺纳米纤维具有独特优势，是目前解决现有局部治疗问题的理想方案。

（二）将植物药融入电纺纳米纤维的策略

1. 植物药作为负载药物

在传统的外用制剂中，由于植物成分的生物利用度较低，治疗起效缓慢，且需要较高的有效剂量，严重阻碍了植物药的临床应用。虽然电纺丝技术的引入已显示出其在优化植物药作为外用疗法方面的价值，但植物药的水溶性差和化学稳定性低，大大限制了其载入纳米纤维的潜力。为解决上述问题，有学者进行大量研究，发现通过静电纺丝的无针系统和有针系统都可有效地将植物药载入电纺丝膜，后者是目前最主要的方法。根据针的数量和设置的参数，静电纺丝可进一步分为共混、同轴和多射流等多种类型。常见植物药作为负载药物的电纺纳米纤维见表 3-2-1。

（1）共混静电纺丝：是指将两种以上的材料混合在单一溶剂体系中，其中只有一种材料溶液可进行电纺。通常情况下，在植物药无法电纺的情况下，一般会添加可电纺聚合物作为辅助材料。例如，丁香酚是丁香油的主要成分之一，具有愈合伤口的作用，但丁香酚不稳定且溶解性差。通过使用电纺技术设计环糊精包合物，使丁香酚的热稳定性和水溶性得到了提高。除了物理性能的改良外，基于电纺技术的植物纳米纤维通常表现出双相释药模式。由于药物从纤维表面扩散引起的初始猝发释放可快速产生所需的药理反应，而随后药物从纳米结构内部的持续释放有利于在较长时间内保持类似的生物活性，因此双相释药模式可为具有多种治疗作用的植物药提供更灵活的释药形式。例如，为了充分利用姜黄素的抗氧化和抗炎特性，有人研究了负载姜黄素的丝素蛋白纳米纤维与疏水性聚己内酯和亲水性聚乙烯醇结合应用于糖尿病患者伤口的愈合潜力。体外评估显示，姜黄素在最初 1 小时内的释放量为 20%~28%，随后在 12 小时内药物释放量可增加到 53%~75%。

（2）同轴静电纺丝：考虑到某些药物在有机溶剂中容易变性或失活，人们建立了通过同轴电纺生产的核壳纳米纤维。在核壳纳米纤维的双层结构中，不稳定的植物成分可保存在芯中，而外壳则可根据特定的治疗需求携带稳定的成分。同轴静电纺丝的另一个特点是能够通过调整壳的厚度或聚合物的化学性质来设计药物的释放顺序。例如，以壳聚糖 / 聚环氧乙烷为壳负载的盐酸利多卡因可缓解疼痛，而由聚己内酯组成的核心则引入了消炎药姜黄素。体外药物释放分析表明，0.5 小时后可检测到约 21.31% 的利多卡因从外壳中被释放出来，与 8.89% 的姜黄素从芯中释放出来相比，利多卡因的释放量明显较高。72 小时后，当利多卡因的释放量（57.43%）趋于稳定时，检测到的游离姜黄素水平上升到 68.24%。研究表明，同轴纳米纤维的连续药物释放既能提供即时的镇痛效果，又能提供长期的抗菌活性。同时，由于壳聚糖可溶于酸性环境，因此还可以通过调节溶液的 pH 值来实现药物的控制释放。此外，由于碳酸氢钠会与氢离子反应生成二氧化碳，因此在姜黄素 / 聚己内酯核心中加入碳酸氢钠有可能促进纤维孔的形成，从而加快姜黄素的释放。

（3）多射流静电纺丝：在多喷流静电纺丝中，不同的溶液系统可同时工作，以促进多种药物的输送和提高纤维膜的物理性能。例如，在治疗慢性糖尿病溃疡时，为了增强纳米纤维支架的机械稳定性和热稳定性，采用了一种双喷丝头电纺技术，即在聚乙烯醇明胶中加入 $nCeO_2$，在聚氨酯中加入肉桂精油。添加肉桂精油后，支架的强度从（5.16 ± 0.41）MPa 提高到（9.12 ± 1.52）MPa，达到了伤口愈合最合适的拉伸强度标准。此外，多射流静电纺丝已被用于工业化大规模生产纳米纤维。

2. 植物药作为载体

天然植物药的组成和结构多种多样，这为静电纺丝中使用植物聚合物提供了潜在机会。目前，木槿叶中的木质素、瓜尔胶、卡拉亚树胶、黏液质和果胶等天然聚合物已被用于静电纺丝，以改善伤口敷料的理化特性。阿拉伯树胶是从相思树树干渗出物中提取的天然多糖，使用阿拉伯树胶和玉米蛋白以及聚己内酯聚合物作为支架形成的纳米纤维所具有的亲水性、弹性、抗菌性和细胞穿透力主要归功于阿拉伯树胶，这证实了植物药作为天然聚合物具有用于伤口愈合及静电纺丝的潜力。常见植物药作为载体的电纺纳米纤维见表 3-2-2。

3. 利用涂层固定

考虑到一些在促进伤口愈合方面具有卓越功效的植物药可能因暴露于刺激性有机溶剂而不适合电纺，人们也提出了其他改良方法，如使用涂层，即将植物药直接固定到纳米纤维基质中。与在电纺过程中加入植物药的方法相比，涂层固定法在制备过程中更加灵活、方便，且纤维表面的理化特性很容易通过植物包被而重塑，从而可以促进细胞黏附并减少水分蒸发。芦荟凝胶具有抗氧化、抗菌、消炎和止痒等活性，因此具有愈合伤口的潜力。尤其是芦荟中的羧肽酶和葡甘露聚糖，能刺激成纤维细胞增殖，促进胶原蛋白的合成和成熟。在基于 L-聚乳酸的纳米纤维中，已尝试将芦荟凝胶用作纳米纤维基质的涂层。通过评估皮肤缺损小鼠的愈合过程，与未涂覆芦荟的 L-聚乳酸相比，涂覆芦荟的 L-聚乳酸组伤口修复速度更快。此外，聚乳酸支架具有高度疏水性，容易黏附金黄色葡萄球菌，而金黄色葡萄球菌是导致人类疾病最重要的细菌之一，芦荟胶的覆盖同时控制了潜在的细菌感染。

（三）植物药电纺纳米纤维的作用效果

1. 止血

有效止血是伤口愈合的前提。除了固有的止血机制外，临床上还需要能够高效凝血且在敷料移除时不会引起二次出血的理想止血材料。以异喹啉类生物碱小檗碱为例，通过将小檗碱嵌入聚己内酯纳米纤维膜，可以观察到其更强的凝血能力和更高的血小板黏附率。此外，小檗碱的加入还保留了其抗菌潜力，并改善了聚己内酯基质的渗透性和缓冲性能。

2. 炎症

在伤口愈合过程中，充分的炎症反应可确保伤口过渡到增殖阶段，但持续的炎症反应则有害无益。在聚己内酯/聚三亚甲基碳酸酯超细纤维中加入从紫草根中提取的萘醌，与单独的聚合物相比，对金黄色葡萄球菌和大肠埃希菌能够发挥更好的抗菌作用。此外，据报道，免疫细胞产生过多的活性氧对伤口愈合有害，而应用抗氧化剂是缓解炎症的替代方法。例如，胡芦巴中含有的抗氧化成分，如胡芦巴碱、柚皮苷、烟酸、槲皮素和皂苷，已被引入蚕丝蛋白制成的纳米纤维中，以促进伤口愈合。同样，在聚己内酯/聚乙二醇或丝素蛋白/聚乙二醇中分别添加能抑制氧化应激的菊黄素和葡萄籽提取物，也被试用作伤口敷料。此外，通过对白细胞介素 1β 和肿瘤坏死因子 –α 等促炎因子的调控，青蒿素与聚乳酸 – 羟基乙酸/丝纤维蛋白结合后，在大鼠背部全层皮肤缺损伤口模型中显示出缩短炎症周期和促进皮肤再生的作用。同样，通过对巨噬细胞的直接作用，人参皂苷 Rg1 与新型非对称可湿性电纺丝膜结合后，可促进巨噬细胞向 M2 表型极化，因此与商用亲水性纤维含银敷料相比，可促进感染伤口更好愈合。

3. 增殖

伤口愈合的增殖期以胶原沉积、血管生成、角质细胞相关的再上皮化和与成纤维细胞相关的肉芽组织形成为特征。其中，再上皮化和肉芽组织形成是决定性因素。在聚己二酰己二胺（尼龙 66）中添加甜菜根提取物可有效促进愈合过程中角质形成细胞、间充质干细胞向上皮细胞系分化，这与细胞角蛋白 10、细胞角蛋白 14 和兜甲蛋白的表达增加有关。在聚己内酯/紫胶/阿拉伯树胶中添加金盏花后，聚己内酯/紫胶/阿拉伯树胶/金盏花纳米复合材料通过与胶原蛋白生成相关的机制，增强了成纤维细胞的增殖和黏附能力，从而促进皮肤再生。同样，负载金盏花的壳聚糖/聚氧化乙烯纳米纤维通过促进胶原蛋白的合成和沉积，也显示出卓越的伤口愈合能力。

4. 重塑

在伤口愈合过程中，细胞过度增殖形成的肥厚性瘢痕是一个严重的问题，对患者的生活质量有很大影响。目前的研究表明，增生性瘢痕的形成与过度炎症反应、成纤维细胞过度活化和血管过度增生密切相关。有证据表明，R 型人参皂苷 Rg3 能有效抑制促炎因子的产生并下调血管内皮生长因子的表达，因此，Rg3 可与聚乳酸一起被用作伤口敷料。有证据显示，含 Rg3 的膜可抑制水肿性瘢痕的早期形成和晚期增殖，减少成纤维细胞的增殖，并使真皮和表皮的厚度最小化。

四、总结与展望

静电纺丝的应用领域十分广泛，在再生医学、气体过滤、食品包装和环境净化等方面显示出巨大潜力。随着植物药静电纺丝产品的不断开发，药用植物电纺伤口敷料在基础研究中所占的比例正在逐步增加。与合成材料相比，天然材料具有更好的生物相容性、生物活性和生物可降解性，但也有报道称天然材料存在柔韧性和机械强度下降等问题。此外，由于植物材料具有多种生物活性，无副作用或副作用较小，且对环境友好，因此可为临床应用提供更多可能性，包括但不限于促进伤口愈合。特别是，传统的电纺丝机已升级为临床可用的手持式设备，降低了制备静电纺丝的技术难度，即可根据受损皮肤的具体情况立即制备相应的敷料。

该领域的研究主要集中在植物纳米纤维的不同制备方法上，而将其应用于临床的问题仍未得到解决。要将含植物成分的电纺丝膜应用于临床，还需要在以下几个方面做出更多努力。第一，尽管一定数量的植物药的生物活性已被报道，但其作用机制在很大程度上仍不确定。因此，需要在伤口愈合过程中关注对单一化合物在分子水平的探索。第二，由于临床上的伤口愈合过程涉及不同细胞和分子的协调作用，因此在复杂的临床情况下，不断筛选适用于伤口敷料的中药及其衍生物尤为重要。第三，除了伤口愈合的有效性外，保湿和抗拉强度等实际问题也有待解决。第四，除了必须制定伤口敷料的标准外，建立标准或可比较的实验模型也是当务之急。第五，植物药电纺纳米纤维的商业价值有待进一步提高，在基础研究取得进展的同时，应开发大规模生产技术。

表 3-2-1　植物药作为负载药物的电纺纳米纤维

活性成分	聚合物	静电纺丝设计	亲水性		药物释放（%）ᵃ	拉伸性能（MPa）	直径（nm）	促进伤口愈合作用特点
			水接触角（°）	溶胀系数（%）				
白头翁皂苷B4	壳聚糖/聚乙烯醇	共混	31.1（1秒）	N/A	10小时：70~80	N/A	150~250	（1）消炎 （2）抗氧化 （3）促进上皮再生、胶原沉积、血管生成 （4）吸水性突出 （5）仿生弹性的机械特性 （6）药物持续释放
二氢槲皮素	壳聚糖/聚乙烯吡咯烷酮	共混	10.847（2秒）	N/A	N/A	N/A	532±75	（1）抗菌：金黄色葡萄球菌、大肠埃希菌 （2）抗氧化 （3）促进上皮再生、血管生成 （4）形态良好 （5）热稳定性 （6）亲水性
表没食子儿茶素-3-O-没食子酸酯	聚（L-乳酸-共聚己内酯）/明胶	同轴	53	N/A	12小时：约36 72小时：86	4.5ᵇ	295	（1）止血 （2）抗菌：金黄色葡萄球菌、大肠埃希菌 （3）抗氧化 （4）良好的生物相容性 （5）亲水性

活性成分	聚合物	静电纺丝设计	亲水性		药物释放（%）ᵃ	拉伸性能（MPa）	直径（nm）	促进伤口愈合的作用特点
			水接触角（°）	溶胀系数（%）				
积雪草苷	聚乙烯醇/海藻酸钠/蚕丝纤维素	共混/交联（戊二醛）	N/A	100（480分钟）	60~80（24小时）	20.65±1.79ᶜ	100~140	（1）抗菌：铜绿假单胞菌、金黄色葡萄球菌 （2）促进上皮再生、胶原沉积 （3）渗透性 （4）活性成分持续释放 （5）润湿性 （6）延伸性
大黄素	聚乙烯吡咯烷酮/醋酸纤维素	同轴核壳	N/A	N/A	85.55±0.67（12小时）	N/A	692±93（壳）223±31（核）	（1）抗菌：耐甲氧西林金黄色葡萄球菌 （2）活性成分持续释放 （3）无细胞毒性
芝麻酚	醋酸纤维素/树脂	共混	36.5（5秒）	N/A	乙醇：约70（20分钟），90（120分钟）水：70（24小时）	N/A	150~250	（1）抗炎 （2）促进血管生成 （3）直径小 （4）分布均匀 （5）分子间结构稳定 （6）渗透速度低 （7）在水中稳定性高
黄芪多糖	聚乳酸-共聚乙二醇	共混	N/A	N/A	N/A	N/A	570±120	（1）促进血管生成 （2）药物负荷能力强 （3）药理作用持久

活性成分	聚合物	静电纺丝设计	亲水性		药物释放（%）ᵃ	拉伸性能（MPa）	直径（nm）	促进伤口愈合的作用特点
			水接触角（°）	溶胀系数（%）				
黄芩素	丝纤维素；丝纤维素/聚乙烯吡咯烷酮	共混	N/A	N/A	丝纤维素/黄芩素：约30（24小时）；丝纤维素/聚乙烯吡咯烷酮/黄芩素：约65（24小时）	N/A	267±40	（1）抗菌：金黄色葡萄球菌 （2）消炎 （3）促进血管生成、胶原纤维合成 （4）持续释放黄芩素
百里酚ᵈ	丝纤维素/聚己内酯/透明质酸	共混/交联（室温、真空干燥）/多层	103.10±6.57（顶层）；38.77±5.32（底层）	42（PBS，pH=8）	91.87±0.99（PBS，pH=8）	7.59±1.26	471.4±151.6（顶层）；295.4±88.4（底层）	（1）抗菌：铜绿假单胞菌金黄色葡萄球菌 （2）抗氧化 （3）促进成纤维细胞增殖 （4）渗透性 （5）生物相容性 （6）润湿性 （7）延伸性
槲皮素	聚乳酸/氧化石墨烯	共混	N/A	N/A	89.96（300分钟）；87.69（1分钟，50赫兹）	1.661±1.469	1100±210	（1）更快地释放槲皮素 （2）电反应给药系统 （3）生物兼容性 （4）消炎 （5）提高成纤维细胞黏附性

活性成分	聚合物	静电纺丝设计	亲水性		药物释放（%）ᵃ	拉伸性能（MPa）	直径（nm）	促进伤口愈合的作用特点
			水接触角（°）	溶胀系数（%）				
姜黄素ᵉ	壳聚糖/明胶/聚己内酯/聚环氧乙烷/丝纤维素	共混三层	95.6（10秒，第3层）	450~500	约40（pH=6.8，24小时）	N/A	556±82（第2层）	（1）合适的吸水能力和水蒸气透过率 （2）持续释药 （3）止血 （4）抗菌：金黄色葡萄球菌、大肠埃希菌 （5）抗氧化 （6）抗炎 （7）促进上皮再生，胶原沉积
洋甘菊提取物ᶠ	聚己内酯/羧乙基壳聚糖/聚乙烯醇	共混/交联/戊二醛/三层	136.1±3.1（第1层）；41.8±1.0（第3层）	N/A	65（5小时），18（336小时）	9.1±1.01（第3层）	248±30（第1层）；149±33（第3层）	（1）抗菌：金黄色葡萄球菌、大肠埃希菌 （2）抗氧化 （3）形态良好 （4）延伸性 （5）持续释药
板蓝根提取物	聚乙烯吡咯烷酮	共混（手持式电纺）	5.35	N/A	N/A	N/A	1710±820	（1）抗菌：金黄色葡萄球菌、大肠埃希菌 （2）操作简便

活性成分	聚合物	静电纺丝设计	亲水性		药物释放（%）a	拉伸性能（MPa）	直径（nm）	促进伤口愈合的作用特点
			水接触角（°）	溶胀系数（%）				
积雪草提取物	明胶/聚乙烯醇	混纺/交联（戊二醛）	44±4	N/A	N/A	N/A	150~350	（1）抗菌：金黄色葡萄球菌、大肠埃希菌、铜绿假单胞菌（2）促进成纤维细胞增殖、胶原纤维合成（3）亲水性（4）生物降解性
刺五加提取物g（芯），盐酸米诺环素（外壳）	明胶（芯），聚己内酯/明胶（外壳）	同轴/核壳	40.3±5.1（USE/盐酸米诺环素）；38.3±4.5（CME/盐酸米诺环素）	N/A	50（USE/盐酸米诺环素，3.3天）；50（CME/盐酸米诺环素，2.1天）	4.3±1.1（USE/盐酸米诺环素）；3.5±1（CME/盐酸米诺环素）	302±44（USE/盐酸米诺环素）；340±64（CME/盐酸米诺环素）	（1）抗菌：耐甲氧西林金黄色葡萄球菌、铜绿假单胞菌（2）促进再上皮化、胶原基质沉积（3）良好的形态（4）润湿性（5）增强机械性能（6）药物协同作用（7）药物持续释放
散沫花	L-聚乳酸/明胶	混纺	N/A	N/A	约60（10小时）	N/A	520.7±196	（1）抗菌：金黄色葡萄球菌、大肠埃希菌（2）持续释药（3）稳定的药物结构

续表

活性成分	聚合物	静电纺丝设计	亲水性		药物释放(%)ᵃ	拉伸性能(MPa)	直径(nm)	促进伤口愈合的作用特点
			水接触角(°)	溶胀系数(%)				
欧洲龙牙草提取物	聚乙烯醇/壳聚糖	混纺/两层（棉质绷带纱布和聚乙烯醇/欧洲龙牙草提取物/壳聚糖）	42.37±7.52（聚乙烯醇/欧洲龙牙草提取物/壳聚糖）	400（pH=5.5）；320（pH=8.0）	72.18±3.71（pH=5.5，6小时）；62.68±3.87（pH=8.0，6小时）	26.55±1.41	208.11±57.92（聚乙烯醇/欧洲龙牙草提取物/壳聚糖）	（1）抗菌：金黄色葡萄球菌、绿假单胞菌（2）生物相容性（3）润湿性

注：ᵃ药物释放试验默认在PBS（pH=7）中进行。
ᵇ所有试样（50mm×10mm，n=5）均以10mm/min的十字头速度进行测试，直至断裂。
ᶜ将试样的两端固定在拉伸试验机的夹持装置上，以每分钟1mm的速度施加10kN的载荷，直至试样断裂。
ᵈ在底层的丝纤维素和透明质酸中加入百里酚。
ᵉ第2层聚己内酯中加入姜黄素。
ᶠ在第2层和第3层中加入洋甘菊提取物。
ᵍ通过超声辅助浸泡萃取和冷浸萃取两种方法提取刺五加提取物，分别简称为USE和CME。
N/A：原文未提供。

表 3-2-2　植物药作为载体的电纺纳米纤维

植物药	活性成分	静电纺丝设计	促进伤口愈合的特点	植物药的优势
木质素	N/A	无针电纺	（1）皮肤友好 （2）对基质金属蛋白酶、细胞因子和人 β-防御肽 2 起调节作用	（1）易于获取 （2）可生物降解 （3）减少对化石燃料资源的依赖
瓜尔胶	顺磁氧化铁 Fe_3O_4 纳米粒子	从碱性储备溶液中提取的混合物／纤维	（1）增强纳米粒子的均匀性 （2）增强纳米粒子的稳定性 （3）适当的细胞毒性和细胞黏附、增殖水平	（1）亲水性 （2）无毒 （3）生物相容性 （4）在自然界中大量存在 （5）通过立体斥力减少聚集和沉淀，使 Fe_3O_4 纳米粒子保持长期稳定 （6）能够在碱性环境下螯合金属离子
阿拉伯树胶、卡拉亚树胶、孔达古树胶	N/A	纳米蜘蛛／甲烷等离子体处理	（1）改善水接触角 （2）高表面孔隙率和粗糙度 （3）优越的疏水性能	（1）无毒 （2）亲水性 （3）酸稳定性 （4）黏度高 （5）潜在的抗菌剂 （6）金属／金属氧化物纳米粒子合成过程中的稳定剂和还原剂 （7）环保
芙蓉叶黏液质	N/A	混合／交联（戊二醛）	（1）更快上皮化 （2）血液相容性 （3）生物降解性	（1）抗菌：革兰阳性菌和革兰阴性菌 （2）抗氧化 （3）保湿效果佳
果胶	N/A	与聚环氧乙烷共混，然后选择性地洗掉聚环氧乙烷（仅含 1.5% 的聚环氧乙烷）	杨氏模量高：358.5MPa	（1）消炎 （2）结合离子交联特性 （3）生物相容性 （4）可生物降解 （5）亲水性

注：N/A：原文未提供。

参考文献

［1］Agarwal Y, Rajinikanth PS, Ranjan S, et al. Curcumin loaded polycaprolactone–/polyvinyl alcohol–silk fibroin based electrospun nanofibrous mat for rapid healing of diabetic wound: An in–vitro and in–vivo studies［J］. Int J Biol Macromol, 2021, 176（7）: 376–386.

［2］Guo H, Tan S, Gao J, et al. Sequential release of drugs form a dual–delivery system based on pH–responsive nanofibrous mats towards wound care［J］. J Mater Chem B, 2020, 8（8）: 1759–1770.

［3］Pedram Rad Z, Mokhtari J, Abbasi M. Fabrication and characterization of PCL/zein/gum arabic electrospun nanocomposite scaffold for skin tissue engineering［J］. Mater Sci Eng C Mater Biol Appl, 2018（93）: 356–366.

［4］Selvaraj S, Fathima NN. Fenugreek Incorporated Silk Fibroin Nanofibers–A Potential Antioxidant Scaffold for Enhanced Wound Healing［J］. ACS Appl Mater Interfaces, 2017, 9（7）: 5916–5926.

［5］Vorstandlechner V, Laggner M, Copic D, et al. The serine proteases dipeptidyl–peptidase 4 and urokinase are key molecules in human and mouse scar formation［J］. Nat Commun, 2021, 12（1）: 6242.

［6］Ma CH, Chou WC, Wu CH, et al. Ginsenoside Rg3 Attenuates TNF–α–Induced Damage in Chondrocytes through Regulating SIRT1–Mediated Anti–Apoptotic and Anti–Inflammatory Mechanisms［J］. Antioxidants（Basel）, 2021, 10（12）: 1972.

［7］DeFrates KG, Moore R, Borgesi J, et al. Protein–Based Fiber Materials in Medicine: A Review［J］. Nanomaterials（Basel）, 2018, 8（7）: 457.